Terapia Corporal Emocional

Terapia Corporal Emocional

Toca tu corazón
Cambia tu Vida

Susanna Luebcke y Anne Soeller

Library of Congress Control Number: 2014907143
ISBN: Hardcover   978-1-4990-0373-4
                Softcover   978-1-4990-0376-5
                eBook   978-1-4990-0370-3

Dato Importante:

Las instrucciones, informaciones y recomendaciones en este libro fueron cuidadosamente probadas e investigadas. Están basadas en la experiencia médica y fisioterapéutica de las autores.

En caso de molestias corporales, mentales, así como en caso de enfermedad, debe de consultar siempre a un médico experto, ya que este consejero no lo puede suplir.

Autores y editorial no toman ninguna responsabilidad por cualquier daño o perjuicio que pudiese derivar de la aplicación del procedimiento descrito en este libro.

This book was printed in the United States of America.

Rev. date: 06/13/2014

To order additional copies of this book, contact:
Xlibris LLC
1-888-795-4274
www.Xlibris.com
Orders@Xlibris.com
553012

Contenido

Agradecimiento

Un gran agradecimiento a nuestros editores Birgit Zart y Heike Wischer por sus diversas ideas, pláticas estimulantes y su apoyo editorial y práctico a lo largo del proyecto.

Agradecidas estamos con Gisela Haase por el diseño gráfico. Su sensibilidad por este trabajo la hace una personalidad especial.

A Imke Haack queremos expresarle nuestro más sincero agradecimiento por sus profesionales y enérgicas sugerencias, por su apoyo, colaboración y motivación para la aparición del libro.

Nuestro especial agradecimiento con todos aquellos que durante el entrenamiento de terapeutas en la terapia corporal emocional tuvimos conversaciones interesantes y por sus sugerencias.

Sentimos un profundo agradecimiento a todos aquellos cuyo caso nos sirvió de ejemplo y pudimos publicar en este libro.

Mis agradecimeintos a Ana Laura Cuenca Pérez y Shantidevi Galvan Cuenca, quienes llevaron el manuscrito desde el alemán al español.

Especiales agradecimientos también para Corinna Söller y Juan Riquelme Lagos por sus mejoras y correcciones del escrito, labor donde mostraron una hermosa capacidad de compenetración con el tema.

Dr. Med. Susanna Luebcke   Anne Soeller
Doctora, Alergóloga   Fisioterapeuta

Introducción

Terapia Corporal Emocional- ¿qué se esconde detrás de este término? ¿qué se quiere decir con esto? ¿en dónde se utiliza? ¿cómo actúa? Antes de que respondamos estas y muchas otras preguntas, queremos presentarnos y después explicar, cómo se desarrolló la Terapia Corporal Emocional, que ahora es llamada por muchas personas simplemente TCE.

Nosotras, Anne Soeller y Susanna Luebcke, nos conocimos por una amiga en común, Dorothea von Stumpfeldt. En conjunto con Dorothea desarrollamos en los años de 1990 a 1993 la TCE.

Dorothea da terapia individual y entrenamiento bajo el nombre ¨trabajo de proceso emocional¨, en alemán "emotionale prozess arbeit" (epa) en Berlín en su instituto con el mismo nombre. Su libro "Un encuentro sanador con el mundo interior" fue publicado en 2007 con la editorial Stapp Verlag Berlin.

Nosotras, Susanna y Anne, nos quedamos con el nombre de la "Terapia Corporal Emocional". Nosotras damos desde hace años terapias individuales y damos seminarios de capacitación de la TCE en Alemania, Suiza y los Estados Unidos de América. De nuestras miles de experiencias nació este libro.

Antes de que nos conociéramos, dimos en nuestros respectivos trabajos lo mejor que pudimos y pusimos la curación de nuestros pacientes en el centro de nuestro trabajo. A pesar de algunos éxitos nos topamos con nuestros propios límites. Nos sentíamos infelices, confundidas y nos enfermábamos. En este momento de nuestras vidas nos conocimos. Constatamos que nuestra búsqueda en común, de ir por nuevos caminos para ayudar a las personas a sanar, nos unía. A lo largo de nuestro desarrollo nos volvimos más valientes para probar cosas poco comúnes y aventurar caminos insólitos en el área médica y terapéutica.

Durante un periodo de varios años desarrollamos la Terapia Corporal Emocional, la cuál vemos como terapia independiente y como complementación a la medicina científicamente orientada. Para nosotros se volvió un principio de vida que le dio a nuestras vidas una nueva y significante dirección.

La TCE es una ciencia de la experiencia. Nació de una pura curiosidad dado que no había ningún maestro o libro en que nos pudiéramos orientar. Todo el método fue creado a partir de las vivencias prácticas, a partir de nuestras propias experiencias.

La génesis de la TCE es simultáneamente la historia de nuestro desarrollo personal. Es una historia en que el arquetipo del "sanador herido" corresponde, un término que fue característico de Carolyn Myss. El "sanador herido" experimenta la herida en su propio cuerpo y se sana a sí mismo. De su experiencia del sufrimiento y de la herida se desarrolla su entendimiento, su compasión y su empatía por su prójimo, así como el dote de acompañar a estas personas en su camino y apoyarlas en su recuperación.

Explicación

Para mayor simplicidad, se habla en nuestro libro del cliente y del acompañante cómo términos superiores. Aquí, por supuesto, se dirige a hombres y a mujeres.

La experiencia personal de Anne con la Terapia Corporal Emocional

Era algo muy normal para mi tener dolores de espalda. El ortopedista encontraba diversas razones para esto y lo podía comprobar con los rayos X: una pierna, que era un centímetro mas corto que la otra, una escoliosis que se había formado en consecuencia a esta y un desgaste en los discos intervertebrales. Durante años intenté luchar contra el dolor por medio de terapia física y ejercicios para la espalda teniendo más o menos éxito.

Mis malestares se empeoraron drásticamente cuando tuve que dormir en un colchón duro en el piso durante mi viaje a India. Durante la noche se hacían insoportables y el dolor se mantenía también durante el día. ¿Fue coincidencia que poco antes de mi viaje hube de conocer a Dorothea von Stumpfeldt? Antes de esto habíamos visitado juntas una capacitación para medicina complementaria y acordamos conocernos mejor en este viaje al extranjero.

Dorothea vio mi sufrimiento y tuvo una idea de probar los nuevos conocimientos de la capacitación en mí. Que manejara estos de una forma creativa, me daba igual. Sólo sabía que los dolores momentáneos no podían empeorar. Acostada sobre mi estómago no podía ver lo que hacía. Me pidió que le compartiera cuando pudiera percibir algo, de naturaleza positiva tanto como negativa. Le informé sobre todo, lo que sentía y así surgió un diálogo entre las dos. De repente se desvanecieron mis dolores de espalda. Estaba tan asombrada, que pensé: "¡Esto no puede ser!" Y por supuesto, el dolor regresó. Ahí me pidió Dorothea: "A lo mejor puedes permitirte estar por cinco minutos sin dolor."

Me permití hacerlo y sentí al mismo tiempo una gran tristeza porque mi cuerpo había soportado este dolor por tantos años. Sentía como me hacía mas blanda y le agradecí a la tristeza que la podía sentir. La pude tomar, ella era una parte de mi. Y luego desapareció el dolor. Después de eso nunca volvió. Para mi eso fue el nacimiento de la Terapia Emocional Corporal.

Mi historia no termina ahí. Nueve meses después de nuestro viaje ya no tenía dolor, pero quería con mis cincuenta años solicitar por primera vez en mi vida un tratamiento con el seguro. Para esto mi ortopedista tuvo que tomar una imagen actual de rayos X de mi columna vertebral. Me enseñó la imagen con las palabras: "Con una columna tan bonita no puede tomar el tratamiento." Las vértebras se hallaban de una forma óptima una sobre la otra, un disco intervertebral se veía más sano que el otro - en oposición a las imágenes de rayos X tomadas cinco años antes. Esa fue la evidencia para mi, que el cambio a nivel emocional también tenía un impacto en el nivel corporal y llevaba a una recuperación positiva.

La experiencia personal de Susanna con la TCE

Estudié medicina porque mi curiosidad me impulsó a averiguar como funcionamos los seres humanos. Quería conocerme y entenderme a mí y a las personas que me rodeaban. En la universidad aprendí mucho, pero no lo esperado. Me faltaba un aspecto, el cual en aquél tiempo no podía nombrar. Era una noción, una intuición, que detrás de todo ese conocimiento teórico se ocultaban otras dimensiones. Después de unos cursos en psicología, tomé un curso en la universidad popular "entrenamiento autógeno-nivel avanzado." Ahí vivencié por primera vez otra perspectiva del ser humano, una imagen interna, una visión. Estaba sorprendida, feliz y fascinada, de modo que tomé el curso siguiente. Tristemente no pude compartir mi felicidad con mis compañeros de estudios, porque en aquella época ninguno de ellos me entendía.

Así continuó mi vida, tal como lo había hecho hasta entonces, y me convertí en doctora, trabajé en mi propio consultorio, tenía un novio, la vida era buena. Hasta el día en el que mi novio me dejó y mis ojos se cegaban por las agudas cataratas; en esa época tenía treinta y cinco. La operación de un ojo, que en ese tiempo era muy costosa, fue un fracaso. Yo caí en una depresión profunda que me dejó incapaz de trabajar por meses. No comía ni bebía, tirada apática en mi cama y dormía veinte horas al día. Y lloraba. Mi cabeza estaba completamente vacía, ya me había entregado a la muerte. Me acuerdo que una noche mi cuerpo interno se separaba de mi cubierta del cuerpo exterior, se fluidificaba y este fluido emanaba de mi cabeza, hacia arriba. Este fluido-¿era mi consciencia?-llegó a un túnel y fue movido con una velocidad infinita hacia arriba. Una paz profunda se desplegó en mi, estaba en una suerte de estado de dicha. El pensar, la tristeza, las preocupaciones, todo eso había parado de existir. Muchas horas después me desperté, un poco desilusionada que volvía a estar aquí.

Después de esta experiencia tuve un cólico renal extremadamente doloroso, el que literalmente me salvó la vida. Por este cólico volví a tomar líquidos para escapar de los dolores. Ese fue el momento crucial.

Entonces, vino un buen amigo a ayudar, que sabía de un sanador en Bagio en las Filipinas. Organizó mi viaje hacia allí, y así fui tratada diario por dos semanas por Jan Labo, el sanador. Sus tratamientos eran llevados en una pequeña capilla en medio de un jardín paradisíaco. Aunque no nos entendíamos y en mi ojo no se podía reconocer nada externamente, tocó en nuestro primer encuentro a propósito mi ojo izquierdo. ¿Cómo podía saber esto? Mi razón no lo entendía y no podía clasificar los tratamientos. Yo sólo sabía que me hacían bien, me daban fuerza. Durante uno de los tratamientos me vino a la mente: "En siete años yo lo podré también." Para este pensamiento no tenía explicación lógica que lo explicara, así que lo tomé simplemente-sin juzgarlo.

Unos meses después de este viaje, a pesar del consejo del doctor, mi ojo fue operado nuevamente, ¡esta vez con éxito! Así dejé el tiempo de la profunda depresión detrás de mí. En el principio del año siguiente me encontré con Dorothea von Strumpfeldt, que, con gran entusiasmo, me contó de su colaboración con Anne Söller y de su nueva forma de tratamiento desarrollada colectivamente. Me atreví a dejarme tratar por las dos. Nunca había experimentado algo así. Me hundí en mis sentimientos, lloré, experimenté imágenes interiores y al final del tratamiento estaba mi ser lleno de esperanza. De depresión no había ningún rastro. ¡Por fin había encontrado todo lo que estos años me estaba haciendo falta! El sentimiento de haber llegado a casa me llenó de humildad. A partir de eso nos reunimos frecuentemente las tres y llamamos a nuestras reuniones ¨los encuentros sagrados." Tres años trabajamos cada miércoles juntas. Ya en los primeros meses de trabajar en conjunto con Anne y Dorothea me sentía mucho mejor. Podía volver a trabajar en mi clínica y la depresión se deshizo a lo largo del tiempo. Y hasta ahora no ha vuelto. También mis ojos se recuperaron de una forma sorprendente. Podía volver a manejar y a leer. Cómo nunca tomé ningún medicamento, tengo que agradecerle la mayor parte de la sanación a la Terapia Corporal Emocional.

En nuestros "encuentros sagrados" nos dejamos llevar por nuestra intuición y nuestro gozo por experimentar, ya que no encontramos ninguna literatura alrededor de este tema. Nos ayudamos una a la otra para traspasar límites interiores y permitir nuevas experiencias. Nuestra percepción sensorial se expandió y nosotros usamos este estado de conciencia en el tratamiento, mientras que nos acompañábamos entre nosotras o a otras personas. Al final de estos tres años estos tratamientos tomaron la forma, que hoy en día sigue teniendo validez como principio básico. Así le dimos el nombre de "Terapia Corporal Emocional."

Terapia Corporal Emocional TCE— ¿Qué entendemos por esto?

Definición

La Terapia Corporal Emocional es un método de sanación suave que nos puede ayudar a acercarnos con amor a sentimientos reprimidos, bloqueos mentales y malestares corporales para liberarlos de su enredo. Solo o con un acompañante a nuestro lado visitamos espacios conocidos y desconocidos en nuestro interior. Nosotros nos ponemos en contacto por medio de la Terapia Corporal Emocional con todos nuestras emociones que encontramos presentes, vivimos su fuerza pura y prístina y aprendemos a tratar con ellos de una forma saludable. Muchas respuestas vienen intuitivamente de nuestro interior y con una perspectiva expandida logramos resultados asombrosos.

La base de nuestro trabajo es el amor a nuestro prójimo. El amor se refiere también a las características como la compasión, el perdón, la paciencia, la claridad, la apertura y la asunción. Por el medio en que le ofrecemos a nuestros clientes empatía y entendimiento, nos contenemos cualquier crítica, juicio y cualquier culpa. Nosotros respetamos sus necesidades y su sufrimiento, aceptamos el hecho y les ayudamos a transformarlo. Tan pronto como una persona descubre que detrás de la historia de sufrimiento se encuentran sus verdaderos tesoros, esta comienza a percibir nuevos sentimientos y cualidades en su cuerpo. Esto sirve para el proceso de auto-sanación, así como para el proceso de crecimiento emocional.

Modo en que opera

El cuerpo y los sentimientos están en una relación recíproca y no se dejan separar. Si nos sentimos en un buen estado físico y descansados, solemos tener un buen estado anímico y somos productivos. En contrario, si nos torturan dolores de cabeza o de espalda, estamos irritados, impacientes y poco receptivos para algo nuevo. Esta vinculación es tan estrecha, que uno no puede distinguir que estaba ahí primero los malestares corporales o el sufrimiento del alma. Los conocimientos neurológicos de los últimos años dicen que cualquier estímulo sensorial, que percibimos por nuestros ojos, oídos, piel o boca recibe de nosotros una evaluación emocional. Entre más profunda e impactante sea la experiencia emocional en la vivencia, entre más se aloja en la memoria. Emociones fuertes-así positivas, como la primera vez que uno se enamoró, así como las negativas, como el dolor de la separación de una persona amada- se guardan en nuestro cuerpo emocional, así como en el centro de emociones del cerebro, el sistema límbico, como imágenes o historias. Después es sólo suficiente escuchar una sola canción, un oler un aroma en específico, para acordarse de una persona o de una situación entera, que está relacionada con ella. Esto significa: Cada recuerdo mental tiene un vínculo emocional. Cuando nos acordamos hoy de una situación específica de un tiempo en específico, entonces reacciona nuestro cuerpo emocional con todos los sentimientos de ese tiempo porque no puede reconocer que la vivencia terminó hace tiempo.

De esta manera los sentimientos influyen en todos los pensamientos y reacciones, en el comportamiento y la acción de una persona. Para no volver a vivir recuerdos que antes experimentamos como terribles, los reprimimos, los olvidamos y los mantenemos bajo llave. Eso necesita una gran inversión de energía, que nos falta en otros campos de nuestra vida. Nos bloqueamos a nosotros mismo. A largo plazo puede uno de esos bloqueos llevar a una congestión de energía y en consecuencia llevar a dolores, enfermedades, preocupaciones crónicas, miedos y depresiones. Nosotros conocemos ese entendimiento de la medicina tradicional china: ella dice que si los sentimientos como la preocupación, el dolor, la tristeza, el enojo y el miedo no son trabajados, el Chi, la energía de vida, se bloquea. La energía de vida bloqueada lleva a la debilidad y a la enfermedad, ella bloquea nuestro ente, nuestro ser. En la TCE nos enfocamos exactamente en estos bloqueos y los trabajamos.

La TCE toma un nuevo descubrimiento de la medicina, en donde la reprogramación de la enfermedad hacia el estado de salud en el cuerpo de una persona es posible hasta la vejez-también por el nuevo crecimiento de células nerviosas y la distribución de hormonas de la felicidad.

En la TCE el cuerpo va a una relajación profunda, estado desde el cual todo el organismo se regenera y nueva fuerza propia se puede activar. Igual que en meditación los áreas del cerebro cambian a un estado de calma. En esta fase la mitad derecha e izquierda del cerebro trabajan sincrónicamente en ondas alfas que se pueden medir. En principio se trata de un área entre el sueño y estar despierto. Estamos muy relajados, podemos oír y hablar, pero percibimos el tiempo y espacio de una forma diferente. En este estado nos podemos poner fácilmente en contacto con nuestra fuente interior, así viene nuestra esencia. Cuando traemos nuestras emociones a la consciencia, las podemos liberar y así fortalecer nuestras fuerzas de auto-sanación.

El uso de imaginación de una persona para alcanzar ciertas metas se practica desde hace miles de años y se encuentra en casi todas las culturas, por ejemplo en el Raja-Yoga, en el druidismo y en el chamanismo. En el budismo hay por ejemplo un ejercicio de meditación llamada "Chöd", que es parecida a la TCE. También ella trabaja con imágenes interiores y le da una forma a su problema. El problema no es visto como el enemigo sino como parte de la persona. Aunque en el ejemplo se queda uno en la imaginación y no trabaja con los sentimientos.

Con un síntoma corporal de enfermedad vamos normalmente al doctor o a la farmacia para volver a estar sanos. Tomamos medicamentos, hacemos una dieta, nos dejamos operar y nos preocupamos por todo lo que opinamos le va a hacer bien a nuestro cuerpo. Con los problemas mentales buscamos la compañía de la familia, amigos o de un psicólogo. La Terapia Corporal Emocional recurre a las imágenes de apariencia de los problemas corporales y mentales probablemente en una sesión. Ella deshace bloqueos y trae las energías de auto-sanación otra vez en flujo. Con eso se mejora el bienestar físico y mental del cliente, este se siente fortalecido, libre y motivado, disponiendose a vivir todo el potencial de su vida. Con la TCE es posible fortalecer en el cliente la confianza en sí mismo y llegar al lugar en donde vuelve a tomar responsabilidad por si mismo. Y esto contribuye a la recuperación. En nuestra experiencia hemos visto como la TCE ha impactado de manera positiva tanto a enfermos como a los sanos. Hemos vivenciado como los enfermos vuelven a estar sanos -primero en sus emociones y después en su cuerpo. Frecuentemente era al revés: Primero se podían mejorar los síntomas corporales y después se podía recuperar el alma. Personas sanas usan la TCE por ejemplo para la ayuda en decisiones o para su crecimiento personal.

La TCE tiene enfoques, que son bastante nuevos, como por ejemplo la adopción general de los sentimientos negativos como el miedo, el dolor o la rabia. Creemos que todos los sentimientos tienen historias y que por eso pertenecen a nosotros. En la TCE le regalamos a todos los sentimientos respeto, reconocimiento y amor.

Personas que son acompañadas por nosotros tienen nuevas experiencias a un nivel corporal y mental. El cuerpo emocional sabe del potencial de la persona, sus oportunidades, sus fuerzas y sus habilidades. La TCE pone todos los talentos libres para que la energía bloqueada pueda fluir libremente. Esto impacta la salud, la creatividad y todo el desarrollo futuro de una persona.

A través de la TCE nos ponemos otra vez en contacto con nuestra verdad interior. Nos ayuda a entender lo que nos apoya, lo que beneficia a nuestra salud y finalmente nos hace ser más felices y contentos. Esto se fundamenta en que nos permite estar en contacto con nuestro núcleo interior, y de nuestro conocimiento interno. Desde ese momento en adelante, no tenemos que resolver nuestros problemas solo con nuestra razón. Experimentamos un fuerte soporte por parte de la inteligencia innata que tienen nuestras emociones. La TCE nos libera de pensamientos y de patrones de pensamientos, que nos asustan o nos coartan y tantas veces nos llevan a enfermar. Nos libera de creencias no saludables y del intento de querer o tener que juzgar cosas, procesos y personas. Podemos evitar comentarios prematuros y superfluos por los que corremos peligro de actuar de una manera "no adecuada". La TCE nos libera de compulsiones, adicciones y de razonamientos rígidos. Como los niños pequeños, también nosotros, los adultos, necesitamos pensamientos libres, independientes, desvinculados, salvajes y caóticos para poder superarnos a nosotros mismos. La TCE nos ayuda con eso al conectarnos con estos pensamientos que destruyen todo límite.

El cuerpo emocional

El cuerpo emocional, así como nosotros lo entendemos, se encuentra en nuestro cuerpo y al mismo tiempo lo rodea. En nosotros lo experimentamos como hervor de emociones, como calor creciente, como suaves o fuertes ondas de fluctuaciones de emociones, que irradian de nuestro cuerpo. Otras personas perciben este campo de fuerza que nos rodea cuando hablan de nuestro carisma positivo y negativo. Asumimos que cada persona está rodeada de un campo de fuerza individual, en el cual son guardadas sus emociones y sensaciones.

En nuestro entrenamiento de la TEC enseñamos a percibir el campo de fuerza de otras personas y nivelarlo energéticamente con sus manos. Tiene, dependiendo del estado de ánimo de la persona diferentes colores, una forma nebulosa y una expansión de algunos centímetro, metros y hasta kilómetros. Hay personas con un talento especial de percepción que les permite ver o sentir el aura de su prójimo.

En la terapia nos ponemos en contacto con el cuerpo emocional, armonizamos con su energía para que pudiera fluir libre.

La TCE como principio de vida

La TCE es para nosotros una manera de vivir, se volvió una actitud básica de nuestro ser. En ella está un principio que podemos encontrar en diversas y variadas áreas, hasta en el deporte de defensa:

Hace unos años Susanna participó en un seminario intensivo de una semana en Kendo. Después de esa semana reconoció, que uno no se cruza en el camino de los agresiones, no se crea ningún compañero de batalla, sino dejamos pasar la energía de agresión. Uno no se defiende, sino simplemente desvía la fuerza agresora. Si no tiene el agresor ningún oponente, no puede haber batalla. Este también es uno de los conceptos básicos de la TCE. En lugar de resistir nuestras ansiedades, problemas, y enfermedades, nos decantamos hacia ellos y les damos (en nuestra imaginación) lo que necesitan. Así fortalecemos nuestras fuerzas optimistas, creativas y sanadoras.

Esto es mucho más que puro pensamiento positivo y envuelve las marcas del nivel corporal, el sentir en un nivel emocional, el pensamiento en imágenes en un nivel mental y eso que encierra la razón, pero va más allá, la consciencia: la intuición y la inspiración. Algunas personas ya usan la TCE para mejorar en el trabajo, para poder adelgazar, para liberarse del estrés o de hábitos molestos, así como para resolver problemas en la familia.

Desde hace muchos años podemos mirar, que todos los que experimentaron con el efecto sanatorio e inmediato de la TCE, adoptan sus principios básicos a un nivel muy profundo. Sí, es como si el inconsciente pudiera entender el camino más rápido sin estrés y directo hacia la auto-sanación. El profundo entendimiento de los principios de la TCE tiene un impacto automático en nuestro sentir y actuar.

De una manera paulatina, suavemente la TCE puede poner en marcha una transformación. Es como si una nueva perspectiva se nos fuera regalada, que nos hace ser más compasivos, tolerantes y felices. La TCE −entre más frecuente se utilice − se vuelve naturalmente en una filosofía de vida. Dar y tomar se ponen en balance y cualquiera que permita esos principios puede volverse sanador y dador.

Fundamentos de la TCE

La imparcialidad de las emociones

Después de más de tres mil sesiones, que llamamos acompañamientos, podemos decir que no hay sentimientos malos ni buenos; todo lo que está dentro de nosotros, tiene un sentido, es necesario y desempeña un rol importante en nuestra vida. Lo nuevo en nuestro método es el trato especial con los así llamados sentimientos negativos como la ira, la rabia, el miedo o la resistencia. En la TCE no hay nada que juzgar. Ni a nosotros, ni a los otros. Todos nosotros tenemos diferentes experiencias que llevan a diferentes estadios del saber.

Tomamos por ejemplo al Sr. Steward, un piloto de batalla único en Vietnam, el que normalmente criticaríamos y juzgaríamos. En la TCE no hay juicio, por eso dejamos que él entre en el sentimiento que más le brinde felicidad: El Sr. Steward se habia estrellado con su avión, por suerte sobrevivió pero todos los huesos en su cuerpo se rompieron. Para poder caminar necesita muletas y tiene dolores frecuentes en las piernas, que no quieren parar por decenas de años. Le preguntamos al dolor: "¿qué podemos hacer por ti?", e inmediatamente el Sr. Steward fue llevado a su pasado. Era otra vez el piloto de batalla en Vietnam, moviendo su máquina en velocidad del sonido entre el cielo y la tierra, un estado que le daba mucha felicidad. El Sr. Steward se hundió en esta felicidad recordada, de la cual él despertó después de veinte minutos. Después de eso estaba totalmente relajado y ya no tenía nada de dolor. Aún después de nuestra sesión, sus dolores fueron reducidos, así que también la dosis de sus medicamentos fue reducida. La reducción de dolor empezó, aunque las experiencia traumáticas no fueron traídas por mí, ni por él a la superficie o fueron trabajadas.

Claramente sufría el Sr. Steward del juicio general, que normalmente se tiene de los veteranos de la guerra de Vietnam hasta ahora. Por el hecho de haberse sumergido en sus recuerdos más placenteros, -él volvió a volar en su máquina- se liberó de su juicio. Él llegó al núcleo de su motivación, de la cual siempre fue, aún en tiempos de paz, el volar. Y pudo consolidarse consigo mismo. Nuestro principio básico en la terapia es la confianza de que el organismo humano tiene fuerzas auto-sanadoras y es capaz de regularlas. Estas fuerzas las queremos fortalecer con ayuda de la TCE.

*comentario mio: yo trabajaría un poco más el último pasaje, insistiendo en el significado que para él tenía el hecho de volar en tiempos de paz y en contraposición a los tiempos de guerra.

La transformación de las emociones

Los sentimientos deberían de ser como nubes que pasan sobre nosotros y se mantienen en movimiento constante. Si retenemos un sentimiento, tenemos una disputa con nuestro destino o dirigimos nuestra atención, a aquello que nos falta o nos hace infelices nos lleva a una congestión de emociones. La energía no puede fluir libremente, nos plagan el miedo y las preocupaciones, nos sentimos enfermos.

El principio de la TCE es la transformación de sentimientos negativos y enfermizos.

Tomemos un ejemplo conocido: el sentimiento de estar muy gordo. En la mayoría de nosotros nos lleva a una congestión y a un empeoramiento de síntomas hasta llegar a odiar nuestro propio cuerpo. Dentro de nosotros batallamos este sentimiento. Esto es triste. Por dos diferentes razones: por un lado la fuerza, que invertimos en esta batalla, por otro lado porque el sentimiento contra el que luchamos no podrá pasar sobre nosotros. Es como si una nube se quedara parada. O todavía peor: esta nube para a otras nubes que vienen detrás de ella. Nuestro cielo de emociones se congestiona y la serenidad pasa. Poco a poco los sentimientos negativos predominan o nos volvemos en personas con pocos sentimientos, porque también bloqueamos sentimientos positivos. Si esto pasa repetidamente más fuerte, por ejemplo por medio de un trauma, o sobre un periodo extendido, entonces puede ser que nos enfermemos.

Aquí esta la fuerza de la TCE, que vuelve a poner todos los sentimientos en movimiento, sin importar como se llamen estos sentimientos, en que secuencia estén atorados o cuantos años tienen. La TCE empieza con un sentimiento, sigue con el sentimiento que esta debajo de este, para poder ir al siguiente sentimiento profundo. La cantidad de sentimientos encubiertos en un día dado, depende únicamente del nivel de permiso del paciente.

Una vez que estos sentimientos son implorados en una sesión, entonces vienen a la superficie y pueden ser trabajados. El cliente esta frecuentemente fascinado del efecto, cuando va hacia un enemigo, como el miedo, el dolor o el enojo en vez de batallarlo. En la TCE decimos: "Sí, dolor, te siento", en vez de "No, dolor, no te quiero", o también: "Sí, mi odio, te percibo, te tomo con amor."

Cuando tomamos de una vez con amor el odio ocacionalmente aparece debajo de él una ira. Tomamos la ira, que se muestra detrás de ella una tristeza. Si tomamos la tristeza, nos encontramos frecuentemente con el anhelo, que se esconde detrás de la tristeza, un anhelo de amor y pertenencia.

El siguiente ejemplo nos puede aclarar esa transformación de emociones:

Bárbara y Anja, dos mujeres independientes, eran desde hace varios años amigas. Un día decidieron viajar juntas. Una semana en Londres-una ciudad que las dos no conocían. En vez de pedir un cuarto individual, se decidieron por un cuarto doble. Hubo conflictos, y el viaje no le dejo a ninguna de ellas buenos recuerdos.

Después de su regreso vino Bárbara a visitarme para tomar té. Me pidió que la acompañara con la TCE. "No te puedes imaginar, como estoy enojada con la vieja vaca. Pensaba que la conocía, pero ahora conocí un nuevo lado de ella. Y créeme, ningún bueno. Un verdadero odio tengo hacia a ella. Puede alejarse de mi. Para siempre."

"Hola, mi odio, te siento", fue mi respuesta. "Nada, no siento nada", contradijo Bárbara primero, pero después lo permitió. "Esta bien, hola odio." Ella dejó el odio aparecer. "El odio está en todo mi cuerpo, en cada célula. Es como si estuviera envenenada de él."-dijo ella sorprendida.

"¿Qué puedes hacer por él?" "Dos cosas dice él. "Por una puedo sentir como el odio también me envenena a mí, y si lo entendí bien, después, dice él, lo puedo dejar ir y liberarlo de mis células. Y eso lo haré ahora."

Bárbara se relajaba cada vez más y respiraba más profundamente. "Ahora despareció el odio, pero siento enojo en mi panza. Literal así como lo dicen siempre: un enojo rojo y caliente se expande. Hola, enojo, te saludo. Esto es raro, el enojo me pregunta con quién (¿y con qué?) estoy enojada. Y si vuelvo a sentir, tengo que admitir, que estoy enojada conmigo misma. ¿Cómo pude haber soportado a esta vaca?" "Pregúntale a tu enojo que puedes hacer por él?", le sugerí. "Aceptarme, dice el enojo. Mi enojo te tomo. Está menos caliente en mi panza. Yo también estoy más clara en la mente. De alguna forma es, como si la cabeza y la razón volvieran a estar activadas. Mi panza se vuelve mucho más fría. Y sabes que más, de hecho tengo más ganas de llorar. Pudo haber sido un viaje tan bonito. Incluso teníamos buen clima, toda la semana, ¡y eso en Londres! De alguna forma también es triste, que no nos pudimos entender. Cuando pienso en ella, pienso que la vaca es insoportable, pero también siempre chistosa y tenía muchas ideas espontáneas. Sabes, ahora en donde mi odio se desvaneció, necesito una o dos semanas para dejarlo enfriarse. Pero después la voy a volver a llamar. De hecho ya me hace falta."

"¿Por qué no dices: "Anja, te quiero."" No, eso todavía no lo puedo, pero de alguna forma, también es digna de amor. Muy única, difícil en su manera de ser, pero digna de amor. Pero bueno, Anja, te quiero.-Ahora tengo otro sentimiento en la panza, es raro que este en mi panza y no en mi corazón, es un sentimiento placentero, suave y cálido. A lo mejor la llamó mañana.

Bárbara y Anja siguen siendo amigas. Un viaje en conjunto, no ha vuelto a ser planeado.

La transformación del dolor

Uno de los indicadores más importantes en la TCE es el dolor. El dolor es una emoción útil, puede ser una señal de alerta útil de nuestro cuerpo. El cuerpo quiere avisarnos de una mal función y nos protege de empeorar. Dolor basto o fuerte puede ser paralizante y nos hace inútiles para funcionar en nuestra vida cotidiana, amar a alguien o para trabajar.

En la TCE hablamos con cualquier forma del dolor, el dolor corporal y el dolor mental. La manera de proceder se muestra en los dos tipos de dolor de la misma manera. Empezamos con el dolor que primero se muestra o es más fuerte: esto los podemos, por ejemplo, con la migraña, los dolores de espalda, el dolor después de herida, así como pequeñas penas o grandes penas de amor, el dolor de la pérdida de una persona, el dolor causado por un trauma emocional.

Damos la bienvenida al dolor y lo vemos como nuestro dolor. De manera en que lo percibimos y le damos toda nuestra atención, así como seguimos sus consejos y sugerencias, puede transformarse, esto significa: cambiarse para bien. Al final de la sesión se desvanece el dolor o pierde su intensidad.

El siguiente ejemplo enseña como detrás de un dolor físico (dolor de espalda) se esconde un dolor mental y como es transformado(en este caso en mariposas).

Lumbago

La cliente se despertó una mañana con un dolor intenso y puntiagudo en la espalda baja derecha. Pudo haber gritado, así de fuerte era el dolor en cada movimiento. Buscó a un quiropráctico. Él diagnosticó un pequeño desplazamiento lateral del vórtice en los lumbares cuatro y cinco e intentó volver a posicionarlas, lo cuál no pudo hacerlo porque los músculos estaban contracturados. El quiropráctico le dijo que se tomarían al menos seis semanas antes para recuperarse y pudiera estar funcionando completamente.

Después de eso la clienta le pidió a Anne acompañarla por teléfono. Cuando dijo: "Mi dolor te siento", el dolor se enseñó como un diablo rojo en su espalda. La picaba con su tridente. A su pregunta "¿qué puedo hacer por ti?, vino la respuesta: "quiero ser cogido en brazos." Un poco dudosa tomo al pequeño diablo en brazos. "Te agradezco diablito, ¿qué puedo hacer por ti?" "¿Puedo vivir en tu corazón?", le preguntó a ella. "Claro, te invito a mi corazón." Él brinco de su cadera, subiendo por la columna, pisó su corazón y encontró su lugar. Cuando se puso cómodo en su corazón, le vino una realización: "Siempre creo que tengo que trabajar y de ahí vienen los dolores de espalda." Ella se fijó, como una tristeza se expandía y las lágrimas subían. Dejó que este sentimiento pasara por ella y la corriente de lágrimas no quería parar. Parecía como si las lágrimas se llevarán consigo el bloqueo y por medio de eso ayudarla a sentir un gran sentimiento de liberación. Lentamente cesaron las lágrimas y un sentimiento de calma interior se expandía en ella. La imagen del diablo había desaparecido y vio una crisálida de mariposas, que habría su capullo y se volvía mariposa. Después de eso venía un sentimiento de calma, seguridad y aceptación.

Su segundo visita al quiropráctico fue distinto de lo que él había esperado. Sorprendido dijo: "Sus músculos están hoy muy suaves, con facilidad puedo reacomodar su columna. Con la velocidad de sanación que usted parece tener, en vez de dos meses estará sin dolor en dos semanas." Y así fue también.

La transformación del miedo

El indicador probablemente todavía más importante es el miedo. Y aquí -al igual que el dolor- nos referimos a todos los tipos de miedo, por ejemplo, el miedo a volar o el miedo a las arañas, las preocupaciones por el trabajo, la familia, el miedo a la soledad o a la enfermedad. Aquí también se incluyen los grandes miedos, como el miedo a la existencia, las fobias, los ataques de pánico, el miedo a la guerra o a la propia muerte.

El miedo sano es un sentimiento útil. Puede ser una señal útil cuando uno escala o maneja, una reacción natural del cuerpo que nos debe proteger. El miedo a un examen o el miedo a hablar en público nos puede dar por ejemplo alas o nos puede motivar a alto rendimiento, el cual no sería posible en circunstancias normales. A lo contrario demasiado miedo puede paralizarnos o enfermarnos, haciéndonos incapaces de actuar o de trabajar.

A los niños les dicen para apaciguarlos frecuentemente con buenas intenciones: "De eso no tienes que tener miedo." Con eso aprenden posiblemente a ignorar de alguna forma sus sentimientos.

En la TCE no tenemos miedo de nuestros miedos, sino los dejamos pasar y los enfrentamos con valor. En el que los percibimos y los tomamos seriamente, los apreciamos y aceptamos, les regalamos nuestra atención y seguimos sus recomendaciones, los podemos transformar y volverlo nuestro enemigo o nuestro compañero

Una madre quien ha sido entrenada en TCE y la usa bastante en su vida diaria con sus niños, nos contó la siguiente historia en la cual ilustra el abrazo al miedo." Aunque mi hija Jana, de siete años, es una buena nadadora, no quiso ir al lago. Cuando le pregunté que pasaba, confesó que tenía miedo. Cuando le sugerí: "Mi miedo, te siento", se convirtió en miedo a un cocodrilo en el agua. Primero traté como siempre con argumento y debatía: que los cocodrilos no se encuentran en nuestras aguas y que aquí es muy frío para los cocodrilos. Entonces parece que su miedo siguió creciendo. Sólo cuando le pedí a mi hija repetir: "Mi cocodrilo, te saludo", empezó a describirme detalladamente al cocodrilo. Empezó a soñar: es rojo, esquinado, con una gran boca y dientes puntiagudos, que quiere arrancarle una pierna. Le propuse repetir: "Hola cocodrilo, gracias porque te enseñas." Jana lo hico y me dijo: "Ahora cerró su boca y me mira." Le pedí a Jana decir: "Hola cocodrilo, te amo." Jana: "Se ríe y se vuelve más pequeño." Y a mi última pregunta : "Hola cocodrilo, ¿qué puedo hacer por ti?, respondió: "Dice que quiere quedarse conmigo. Es tan pequeño como una migaja. Lo puse en mi hombro." Le pedí a Jana todavía agradecerle. Ella dijo: "Gracias- y ahora te llevo cocodrilo a nadar conmigo. Yuppi" Mi hija a partir de eso, va a nadar conmigo al lago. Su miedo inmenso casi a desaparecido después de la sesión de TCE.

Sobre el sí y el no

Algunas personas necesitan un poco de práctica y desarrollo de su sensibilidad, para reconocer cuando su sentimiento es parado o si están separados de sus sentimientos. Es por eso que hacemos al principio de nuestros seminarios y lecturas, un experimento, al que también queremos invitar al lector:

Siéntense cómodos, cierren los ojos y sientan lo que hay dentro de su cuerpo. Perciban detalladamente: ¿cómo estoy sentado? ¿cómo respiro? ¿dónde me aprieta mi ropa? ¿qué tanto calor o frío tengo? No juzguen nada, sólo sean su propio observador.

Ahora digan tres veces fuertemente: no. Después dejen que este "no" sea sentido en su cuerpo. ¿Qué siento? ¿Dónde lo siento? ¿Qué desata la palabra "no" en mi? ¿Es un sentimiento, es una imagen interior o es un pensamiento? Percíbanse a ustedes mismos y a sus reacciones y recuerden todo. Respiren después un par de veces hondo y vuelvan a su estado neutral.

Pués digan tres veces: sí. Sientan lo que la palabrita desata en usted. Sientan los efectos del "sí". ¿Lo pone alegre? ¿Llama a alguna imagen o a un sentimiento?

Comparen la reacción de su cuerpo hacia estas dos palabras. ¿No es sorprendente? ¿No es increíble, como nuestro físico reacciona con el pulso, la respiración, los sentimientos, las imágenes y los pensamientos? ¿Y no debería esto ponernos a pensar?

Mientras hacíamos este experimento sintió una cliente con la palabra "no" una barra de madera, que bloqueaba completamente su torso. Ella sintió como si estuviera colgada por clavos a una cruz. Ningún movimiento le era posible y ninguna fuerza de vida podría fluir de arriba para abajo o al revés. No había ningún flujo, nada más un paro y bloqueo. Con la palabra "sí" sintió una cascada, que caía de la cabeza a los pies en movimientos de olas imparables. Las olas eran de agua clara y prístina –cálida y agradable- y se sentía en movimiento, viva, activa, fresca, casi alegre.

En nuestro seminario fomentamos a nuestros participantes a compartir sus vivencias. Sus experiencias son muy similares: en el "no", la mayoría siente algo inmovible, rígido, frío, algo normalmente no amigable. En lo contrario con el "sí", sienten amabilidad, calidez, flujo de energía, tienen en general un sentido positivo de la vida.

Por eso es una diferencia enorme decirle a un niño que a toda costa quiere comprar un helado: "no, esto no se puede ahorita." O: "sí, es una idea genial, lo mejor es que lo hacemos en nuestro camino de regreso."

En la TCE usamos la sí-no-experiencia. Acabamos de ver que la experiencia de "no" lleva a bloqueo, mientras que "sí" promueve el flujo de energía. Porque en nuestra terapia decimos que sí a todo lo que nos acercamos, lo que se enseña: "Sí, yo te siento, sí, te tomo con amor, sin importar quién eres", abre en el cliente todas las compuertas. La energía libre y fluye llevándose todo consigo, lo que antes molestaba o llevaba a bloqueos.

La fuerza del agradecimiento

En la palabrita del gracias, está la fuerza de tener un efecto increíble en nuestro mundo de sentimientos. Después de haber hecho nuestro ejercicio de sí-no en nuestro seminario, dejamos a nuestros participantes sentir la palabra del gracias. Trátelo:

> Siéntense en una posición cómoda, respiren profundo, inhalando y exhalando y digan fuertemente la palabra "gracias." Esperen un pequeño momento y pongan atención, cómo cambian sus emociones. ¿No es maravilloso que una sola palabra puede provocar tantas emociónes?

Nosotros nos alegramos mucho en este punto de nuestros seminarios, porque los participantes empiezan silenciosamente a sonreír. Una alegría interna se expande por el cuarto y se puede sentir. Muchos de los participantes siente como reacción de la palabra "gracias" una calidez, a veces en el estómago, pero la mayoría de las veces en el corazón. Frecuentemente nos cuentan que sienten más espacio en su cuerpo.

Quien quiera puede hacer útil esta palabra mágica en su día a día: A veces tenemos muy poco tiempo para meditar, pero el deseo de tener calma y estar en nuestro centro sigue estando ahí. Entonces puede repetir varias veces la palabra "gracias" y poner al mismo tiempo ambas manos en su corazón. Esto tiene siempre un efecto instantáneo.

Puede también probarlo conscientemente y decirle a su prójimo "gracias" cuando haya hecho algo bueno. Va a vivenciar, cómo los gestos se despejan y como las personas se vuelven más amigables.

Experimentamos gratitud como la fuerza más intensa del pensamiento positivo- como una fuente de la alegría de vida. La gratitud tiene un efecto como el reconocimiento público hacia otros. Y cuando mostramos reconocimiento, se mejora cualquier situación, porque aumentamos lo positivo en el otro.

Y así como reaccionamos nosotros a la palabra "gracias", también reaccionan nuestros sentimientos en los imagenes internos durante la TCE. Por ejemplo, empieza el sentimiento de ira, del cual nunca esperaríamos, a sonreír, cuando le agradecemos a él. ¡Funciona un poco como un cuento de hadas y el gracias es la fórmula mágica!

La Aplicación de la TCE

¿Cuándo aplicamos la TCE?

1 Cuando sabemos dentro de nosotros que la ciencia no da todas las respuestas a las preguntas de nuestra vida
2 Cuando no estamos seguros qué dirección debemos tomar en la vida.
3 Cuando corporalmente nos duele algo.
4 Cuando la vida nos confronta con nuevos retos.
5 Cuando sufrimos de una enfermedad grave.
6 Cuando deseamos acelerar nuestro desarrollo personal.
7 Cuando queremos saber más de nuestras creencias.
8 Cuando no queremos volver a repetir las mismas experiencias limitadas en la vida.
9 Cuando queremos ponernos en calma.
10 Cuando queremos darle más atención a nuestra intuición.
11 Cuando queremos aprender que la enfermedad y el sufrimiento nos son ningún castigo.
12 Cuando queremos fortalecer las fuerzas de auto-sanación en nosotros y en otros.
13 Cuando queremos traer más amor a nuestras vidas y a las vidas de los que nos rodean.
14 Cuando queremos escuchar a otras personas con compasión, humildad y paciencia.

Áreas de Aplicación de la TCE

Con la TCE queremos volver a reparar nuestra salud. Entendemos bajo eso la salud del cuerpo, alma y espíritu. Con ayuda de nuestro método queremos regresar a nuestros clientes al sentimiento de confianza para terminar todas las demandas de la vida. Queremos facilitarles el acceso a su fuerza, para que puedan aprender a manejar mejor el estrés y las influencias enfermizas y tomar las demandas de la vida como retos. Salud abarca para nosotros la voluntad de vivir, la alegría de vivir y la disposición para aprender.

En la TCE pueden ser aproximadas cualquier tipo de molestias: pequeñas preocupaciones, grandes preocupaciones, problemas de relación, celos, pequeños miedos y grandes miedos, heridas, ira, enojo, dolores del alma, depresiones, así como todos los síntomas de enfermedades como el mareo, la migraña, los dolores de espalda, los dolores cardíacos o enfermedades del estómago y el intestino. En corto, cualquier emoción y enfermedad pueden ser tematizadas y ser tratadas. La TCE se ha probado como medida de acompañamiento antes y después de operaciones quirúrgicas, anestesias, operación de diagnóstico mayores, otros procedimientos de sanación, por ejemplo, la quimioterapia y la terapia física. Como efectiva se ha probado la TCE también en el tratamiento de enfermedades crónicas, así como una medida de acompañamiento de terapias agresivas, por ejemplo, con pacientes de cáncer y paciente medicamente intratables. Así como en situaciones de transición de vida, eso quiere decir en el acompañamiento de un nacimiento o una muerte.

1   Con la TCE le damos al cliente el estímulo de la auto-regulación a *nivel corporal* cuando está el deseo de la libertad de dolor, el trato de la enfermedad, el sueño y la sexualidad.
2   Con la TCE le damos al cliente el estímulo de la auto-regulación en el *nivel emocional y social* cuando está el deseo de amor, amistad y pertenencia.
3   Con la TCE le damos al cliente el estímulo de la auto-regulación a un *nivel mental* cuando está el deseo de la ayuda en la toma de decisiones, el conocimiento y

entendimiento y con el deseo de aprender algo más sobre sí mismo.

4   Con la TCE le damos al cliente el estímulo de la auto-regulación a *nivel espiritual* cuando está el deseo del desarrollo de la propia intuición, de la autorrealización, del crecimiento personal y el desarrollo creativo, la autenticidad y la realización del propio potencial de desarrollo, así como con el deseo de superar una crisis de creencias.

5   Con la TCE le damos al cliente el estímulo de la auto-regulación a un *nivel cotidiano* cuando está el deseo de sentir alegría con la familia y el trabajo, de poder vivir con los medios económicos presentes, poder convivir con los vecinos y otras personas de una forma pacífica.

Ninguna persona se deja categorizar claramente, así que muchos de sus problemas pueden ser asignados a más de un área. En la TCE trabajamos principalmente en varias áreas durante una sesión, ya que detrás de un problema físico como el dolor frecuentemente se esconde uno emocional o social. En el caso usado de ejemplo *El corazón a medias* podemos comprenden bien este aspecto. Paul vino con un problema en el área física (alergia) a nosotras. Detrás de este síntoma se escondía el problema real en el área emocional (la novia de la juventud). Los ejemplos expuestos al final del libro reflejan la amplia gama de la aplicación de la TCE.

¿Cómo aplicamos la TCE?

La TCE es un acercamiento amoroso. Para experimentar sanación el cliente no tiene que volver a revivir todas las experiencias traumáticas. Nuestro inconsciente nos protege en la manera en que el trauma pasado es traído a la superficie sólo en cantidades que el cliente realmente en la sesión puede trabajar y transformar.

Frecuentemente, aparece que una imagen interna del pasado se muestra, por ejemplo, del tiempo en donde surgió el sufrimiento o se sintió por primera vez. Una clienta me contó: "Tengo tres años y juego sola en mi cuarto. Nadie está ahí. Voy a la ventana y deseo que mi mamá esté conmigo, pero ella no viene. Me siento muy sola y lloro. "Preguntó a la clienta: "¿Qué te gustaría hacer? Respuesta de la clienta: "Quiero ir y tomar a la niña en brazos. Le quiero decir que siempre estaré ahí para ella". En la imaginación lo hace. Para este proceso se le ha dado todo el tiempo que necesita. La clienta ya no se siente imponente, indefensa y dependiente, como cuando tenía tres años, sino que experimente que ella misma se puede dar lo que necesita. La clienta puede aceptar a la niña como "niña interior" propia y puede cuidar de ella solita.

Una imagen interior que siempre le vuelve a aparecer al cliente es la emergencia del "opuesto". Esta puede ser un amigo, una miembro de su familia, un enemigo, alguien que ya murió, un animal, un animal de fábulas, un ángel o algo muy aterrador-un diablo, un dragón o la maldad. Cualquier cosa que se muestre, los pasos de la TCE permanecen igual: Nos agradecemos, los tomamos con amor y preguntamos: "¿Qué puedo hacer por ti?" También lo peor o lo más amenazante se hace suave, si es tomado con amor. Se va a transformar o traer los mensajes que son importantes para el cliente por el momento. A veces la esencia de la resistencia, de los miedos, de la tristeza se hace más pequeño y pierde su dominancia controladora. Entonces es posible, si el cliente lo desea, encontrarles un nuevo lugar en el cuerpo a las pequeñas creaturas negativas y de esta forma integrarlos.

La TCE es una herramienta, una técnica, con la que los problemas de la vida se dejan abordar. El siguiente ejemplo puede ilustrarlo: Muchos de nosotros pensamos que tenemos sobrepeso. "Estoy muy gordo", piensa la clienta y también lo dice sobre sí. Ahora, uno le podrá decir las palabras alentadoras: "Ach, no es cierto", pero esto casi nunca ayuda. La clienta se pone en acción e intenta, hacer un cambio a un nivel meramente corporal: empieza una dieta. Ella pierde peso, para volverlo a ganar a las semanas. Un enfoque de esos tiende a fallar. Cabe decir que la TCE probó ser una buena ayuda para eso, porque toma a los pensamientos negativos y a las emociones negativas y las cambia.

Viene una clienta con un problema así a nosotros, le vamos a pedir como de costumbre que se relaje. Después de la introducción le pedimos que repita varias veces en voz alta la oración: "Soy muy gorda". Le pedimos sentir las palabras, para poder saber en donde estas palabras en su cuerpo tienen resonancia. Ella nos describe una emoción, cuando se juzga a sí misma, casi siempre una emoción incómoda y entristecedora. – con ayuda de la TCE transformamos esta emoción y disolvemos este juicio destructor sobre sí misma. La clienta desarrolla a partir de eso una nueva emoción positiva en su cuerpo, su actitud mental y espiritual se transforman y en consecuencia también su cuerpo físico -con o sin dieta.

Así los principios de la TCE encuentran en todos lados su aplicación, empezando con los simples antojos de la vida cotidiana hasta la sesión profesional en la clínica de un terapeuta con experiencia de la TCE. Mamás con hijos, amigas entre sí, si también peatones pueden usar la TCE, cuando, por ejemplo, pasa al lado de un perro ladrando y le dice: "¡Ten mucho cuidado aquí!" No le ladra al perro (diciéndole: "¡cállate!") sino que en vez de eso, le agradecen y le dan su atención.

Si quieres probar la TCE primero con usted mismo, cuando esta plagado de un dolor, entonces hable simplemente con él:

"Mi dolor, te siento, gracias por que te muestras."
Sienta conscientemente, como se transforma el dolor. A lo mejor empieza a ser más fuerte para así tomar forma. Tan pronto como este en diálogo con su dolor, confíe que su guía interior o siga los siguientes pasos, que son descritos en el próximo capítulo.

Procedimiento de la TCE

Con la TCE queremos movilizar las fuerzas de auto-sanación del cliente y volver a traer en contacto al cliente con sus fuerzas. No le hacemos ninguna sugerencia, de forma que no le decimos que debe de hacer, sino seguimos las imágenes y el paso del cliente. Cuando el cliente encuentra el amor en sí mismo, va a poderse sanar a sí mismo.

La TCE se compone de los siguientes cuatro elementos esenciales:

1   Sentir la emoción
2   Agradecerle a la emoción
3   Tomar la emoción
4   Preguntarle a la emoción: "¿Puedo hacer algo por ti?"

Resumen de los pasos individuales

La siguiente representación debería de darle una vista general sobre el proceso básico que se sigue durante una sesión de TCE. Le puede ayudar como receta o estructura, cuando hace una sesión de TCE con usted mismo, sus familiares, otra persona conocida o con un cliente. En las siguientes páginas queremos explicarle los puntos individualmente. Se recomienda, traer esta como copia, ponerla junto a nosotros cuando acompañamos a alguien o colgarla en la pared en el cuarto en donde se haga. Les debe de ser de ayuda, con los cual usted pueda hacer una sesión sin mucho esfuerzo y segura.

Terapia Corporal Emocional

1. Preconversación.
2. "Pónte cómodo".
3. "Cierra tus ojos".
4. "Deja que tu respiración fluya libremente".
5. Apoyo del flujo de energía por el terapeuta.
6. "Ponte en contacto con cualquier cosa que sea sagrada para ti o que te de fuerza"
7. Di en voz alta, "Pido guía superior y apoyo".
8. Aventúrate en el camino que conduce hacia el interior siguiendo uno de los siguientes pasos:

   a. "Dirige tu atención a tu cuerpo y siéntelo"
   b. "Trabaja sobre algún asunto que elijas" o
   c. "Simplemente permítete tener un sentimiento placentero"

9. "Mi dolor, te siento"-"te saludo".
10. "Mi sentimiento, te doy las gracias."-"Gracias porque te enseñas."
11. "Mi sentimiento, te amo". –"Te abrazo con amor."
12. "Mi dolor, hay algo que pueda hacer por ti?"
13. Invitación a sentimientos positivos
14. Agradecimiento
15. Apoyo y medidas de seguimiento

1. Preconversación

Dedicamos solo cinco o diez minutos al discurso preliminar, como regla. En contraste a otros métodos psicoterapéuticos, no necesitamos un diagnóstico para empezar el tratamiento – por lo tanto, no se necesita de un discurso largo. Al igual, no requerimos de conocimiento detallado del pasado del cliente. El discurso preliminar tiene la intención de determinar el estado actual del cliente y sus expectativas y deseos de la sesión que esta por empezar. Primero y principalmente, queremos averiguar si el cliente quiere trabajar algún asunto que específicamente elija o si deja que su subconsciente elija lo que sea de ayuda para su desarrollo. Dependiendo de la decisión del cliente, debemos elegir el paso 8a, 8b o 8c para apoyar la sesión.

Si es la primera vez para un cliente, antes de empezar la sesión, le explicamos a petición los pasos del tratamiento uno a uno.

2. Posición Confortable

"Ponte cómodo"

Como regla, el cliente se acuesta, mientras que el terapeuta de apoyo se sienta cerca de él. Hemos encontrado útil "construir un nido" para crear un ambiente que permita a los clientes relajarse completamente. Sillas reclinables para TV, por ejemplo, son idealmente adecuadas para este tipo de sesión. Naturalmente, sofás, camas o tapetes para piso pueden ser igualmente apropiados tanto como ellos estén cómodos. Es recomendable usar una sábana ligera para asegurarse que el cliente esta a temperatura. Para los clientes que ya están familiarizados con nuestro método, el apoyar sesiones puede también hacerse en cafés, afuera al aire libre en un campo o incluso por teléfono.

3. Ojos cerrados

"Cierra tus ojos"

Sugerimos que el cliente cierre sus ojos. Esto hace mas fácil dirigir su atención hacia el interior y permitir menos distracciones externas. El cliente puede mirar con sus "ojos internos". Algunos individuos incluso prefieren tener, por ejemplo, una pañoleta colocada sobre sus ojos, aunque es, por supuesto, también posible conducir una sesión con los ojos abiertos.

4. Respiración

"Deja tu respiración fluir libremente"

Pedimos al cliente tomar un par de respiraciones profundas, inhale y exhale, y relaje sus músculos. En este punto, frecuentemente notamos que nosotros mismos estamos en calma y que nuestra respiración llega a ser profunda. "Por favor permanece completamente presente en este cuarto y en tu propio cuerpo". Diciendo esta frase, apoyamos al cliente en su esfuerzo de llegar a estar enfocado, volverse hacia adentro, y concentrarse en él mismo.

5. El flujo de energía del terapeuta como apoyo

Despacio, el cliente se coloca abajo. Ponemos toda nuestra atención en él conectándonos mentalmente con su corazón interior y esencia. Como su apoyo, nos concentramos en el cliente y su asunto. Las preocupaciones cotidianas se desvanecen, el tiempo y el espacio pierden su significado. Lo único importante es la persona a quien apoyamos y el diálogo que experimentamos.

A continuación vamos a describir brevemente cómo apoyamos a nuestros clientes a través del uso de la energía durante estas sesiones. El tipo de trabajo relacionado con la energía puede no ser para todos, pero hemos aprendido a través de muchos años de experiencia que es extremadamente útil para acelerar y apoyar el proceso.

Movemos nuestras manos cerca de 30 o 40 centímetros arriba del cuerpo del cliente, detectando de esta manera sus energías. Las experiencias del cliente al ser tocado en su cuerpo emocional.

El cliente vivencia este contacto en su cuerpo emocional como un flujo de energía y una sensación de alivio que le permite sentir su propio cuerpo físico con mayor claridad. Esto, a su vez, hace más fácil que el cliente este más en contacto con sus bloqueos y sentimientos. Para nosotros, el campo de energía sobre el cuerpo es como una segunda piel, como una capa que nos pertenece –al igual que la piel es parte de un gato. Sentimos diferentes temperaturas, y algunas veces "agujeros" o zonas que están especialmente calientes. Dejamos que la energía fluya a través de nuestras manos e intentamos armonizar las diferentes áreas. Esto nos toma algunos minutos. Algunos clientes pueden sentir que cambia su energía. Cuando les preguntamos qué están experimentando, frecuentemente reportan que sienten calma y más seguridad, como si estuvieran rodeados por una nube.

6. Conexión profunda

"Permanece en contacto con cualquier cuestión que sea sagrada para ti"

Le pedimos al cliente que permanezca en contacto con todo lo que es sagrado para él. Esto puede ser luz, quizás, Jesús, María, Sai Baba, Buddha, Allah, el ángel guardián, un árbol, una persona, o, como es el caso de los indios nativos Americanos, un animal totémico. En el caso de un niño, puede ser incluso su oso favorito. Puesto que muchas veces no sabemos si nuestros clientes son fieles a cualquier fe en particular, se optó por formular la pregunta de la manera más neutral posible, "Permanece en contacto con cualquier cosa que sea sagrada para ti" o, alternativamente, "Permanece en contacto con cualquier cosa en la que creas".

Frecuentemente, existen participantes en nuestros grupos quienes no reconocen a ningún dios. Una mujer, por ejemplo, eligió un árbol al que ella frecuentemente va cuando quiere estar sola y conectada espiritualmente a esto. Uno de nuestro participantes, un indio Americano nativo, se puso en contacto con su difunta abuela. Otro, un ateo, eligió conectarse con la "compasión".

Sin embargo, el 93 % de la población de Estados Unidos cree en Dios, mucha gente reza. Si el cliente hasta este punto desea rezar, ya sea en silencio o en voz alta, puede hacerlo. Cuando usamos el término "Dios", nos referimos a todo lo que es divino, pero puede ser llamado por diferentes nombres de acuerdo a las diferentes fes. Todos nosotros tenemos diferentes miradas de Dios. Sin embargo, nos referimos a todas esas imágenes. No creemos que un dios es mejor que otro, y no juzgamos. "Dios" para nosotros significa la entidad a la cual podemos conectarnos, que invocamos y que es sagrada para nosotros. Pedimos por la indulgencia de todos los no creyentes. Quizás podemos remplazar a "Dios" por "amor que todo lo abarca". Así, aquellos que no quieren hacerlo, tal vez podrían tratar de buscar ayuda y apoyo de una figura o un símbolo de su elección.

En nuestro rol de terapeuta de soporte, permitimos a nuestros clientes dos o tres minutos para establecer esta conexión. En esta etapa, conectamos con nuestras propias creencias. Como nuestros clientes, también tenemos nuestra fe individual y creencias. Alguno de nosotros pude conectar con la energía universal del amor, mientras otros conectan al Reiki o a la energía de diferentes maestros y santos. La conexión personal a la sabiduría más alta conduce en la mayoría de los casos a un aumento de la energía alrededor de los clientes y alrededor de nosotros. Susanna, por ejemplo, experimenta este incremento del nivel de energía, como si todo de repente a su alrededor se volviera más brillante. Algunas veces las cosas en el salón parecen más claras para ella; es como si ella llevara unas "súper gafas".

7. Preguntar por apoyo

"Di en voz alta, "Pido guía superior y apoyo".

En este punto, comenzamos a contactar verbalmente con el cliente. Repitiendo la siguiente frase, el cliente se libera de su silencio y se pone en contacto con el terapeuta de apoyo.

En nuestra experiencia, la mera verbalización de la solicitud de apoyo acelera el evento, lo cual resulta de mejor calidad. El hecho de aceptar ayuda puede ser experimentado como un gran regalo. El corazón se abre, las tensiones en el cuerpo ceden, y la relajación del cliente resulta estar cada vez en un estado de consciencia más profundo.

8. Aventúrate en el camino que conduce hacia el interior siguiendo uno de los siguientes pasos:

a. "Dirige tu atención a tu cuerpo y siéntelo"

Como siguiente paso le pedimos al cliente que concentre su atención y sienta su cuerpo. "Sienta el interior de tu cuerpo y trata de detectar si notas algo o no. ¿Si hay quizá un órgano o parte de tu cuerpo que de alguna manera llame tu atención? ¿Tienes alguna sensación corporal (p.e. opresión), o experimentas algún sentimiento (p.e. tristeza)? Describe lo que estás sintiendo." Si no hay una respuesta inmediata, esperamos un rato y a manera de apoyo, "incluso la señal más pequeña, un ligero malestar, incluso un cosquilleo en el dedo gordo del pie, es un signo".

A nuestra pregunta, "¿Qué sientes?" casi siempre encontramos una respuesta. Puesto que deliberadamente hacemos una pregunta abierta, el cliente decide cómo interpretarlo. La reacción puede ser una sensación física, quizás una presión en el estómago, o una emoción, o un enojo con el jefe, o una imagen muy profunda, o quizás algo "Todo alrededor de mí está gris" Siempre hay una sensación o un sentimiento que aparecerá en primer plano y llama la atención. Asume que lo que experimenta el cliente es algún tipo de presión. Entonces continuamos preguntando, "¿Dónde sientes esta presión? ¿Estás dispuesto a dirigir tu atención a ese lugar? ¿La presión es dura o blanda? ¿Tiene color o alguna figura?

Algunas veces pasa que el cliente expresa que no siente nada. Tenemos varias opciones para hacer frente a ese *nada*. "Nada, te doy la bienvenida". Frecuentemente, la nada asume una figura o un color. Otra posibilidad es hacer la pregunta, "¿Dónde en tu cuerpo sientes la nada?" Frecuentemente la respuesta es sorprendente, solo por nombrar un ejemplo, "La nada es un agujero, una especie de vacío en el ombligo" Maravilloso! Vamos a seguir adelante y demos la bienvenida a ese vacío en el ombligo, así captamos un pedazo de hilo rojo en nuestra mano. Otra opción es dirigir la profunda resistencia diciendo, "Mi resistencia contra los sentimientos, te doy la bienvenida". Uno de nuestros clientes, una mujer, posteriormente pudo percibir una bestia mítica que había hundido sus colmillos en su brazo. Ella fue capaz de ponerse en contacto con la criatura y así acceder a sus sentimientos.

Sin embargo, otra posibilidad es la de aprender a sentir. Con este fin, vamos con nuestros clientes a través del ejercicio "sí-no-gracias" que se explica en las páginas anteriores. Estas palabras son inocuas, y hasta ahora, han provocado en todas las personas una resonancia emocional, profundas imágenes, o movimientos en sus cuerpos. Un cliente después de haber experimentado una sesión de TCE por primera vez es incapaz de percibir una reacción en su cuerpo cuando decimos las palabras, "Mamá, te siento". Después del ejercicio "si-no-gracias", sin embargo, ella es capaz de ponerse en contacto con sus sentimiento así que puede claramente sentir sus músculos del estómago contracturaron al segundo intento con "Mamá, te siento".

b. "Trabaja sobre algún asunto que elijas"

Algunas veces los clientes quieren manejar un problema específico. Esto puede pasar cuando, debido a una presión interna, un tema actual parece particularmente importante, tal como "tengo una cita para un tratamiento de endodoncia, y estoy aterrada". En esos casos, preguntamos al cliente para tratar el tema de su elección en voz alta, por ejemplo, "Mi miedo a la endodoncia, te siento", y repite esta frase en voz alta varias veces. Tan pronto como ellos puedan sentir el miedo en su cuerpo, les damos apoyo a lo largo de su proceso.

Algunas veces, sin embargo, algún problema que en un principio parecía claramente delineado toma una dirección totalmente nueva. Hildegard llegó a Susanna para una sesión de TCE con una finalidad específica, su miedo a la inminente quimioterapia. Cuatro semanas antes, le habían diagnosticado cáncer de mama. En lugar de poder comenzar la quimioterapia, se había hecho un implante, el cual es implantado subcutáneamente con el fin de permitir la infusión de la quimioterapia.

Susann a nos lo cuenta como sigue: Al principio de la primera sesión, Hildegard sintió una fuerte dolor que le presionaba en la base de su pecho. Antes de que fuera capaz de instruirla a decir, "Presión en la base, te siento". Ella rompió en lágrimas. Asumí que lloraba por su situación, pero inicialmente permaneció quieta. "Estoy muy contenta de que en la base se siente apretando la mano derecha y no en el lado izquierdo, de modo que mi corazón no se lastime", dijo eventualmente. Estaba sorprendida -¿qué tuvo que hacer el corazón con la cuestión supuestamente aislada de la quimioterapia?. Tomó una profunda respiración y permaneció con nuestro método probado: le pregunté a Hildegard que repitiera la siguiente frase: "Mi corazón, te siento. ¿Qué puedo hacer por ti? Para mi sorpresa, me dijo que su corazón le dijo "para de fumar". Así, nuestra sesión no tuvo que ver con quimioterapia, sino con fumar. Su corazón le dio algunas piezas de buenos consejos de como estar más atenta a su salud. El consejo que llegó desde dentro, pudo aceptarlo e implementarlo. En base a su propia mente únicamente, pudo fumar menos y ha comenzado ahora un tratamiento de acupuntura para ayudarse a dejar de fumar completamente.

Trabajando con TCE siempre es fascinante. Dos personas en situaciones similares, pudieron encontrar soluciones individuales diferentes, y frecuentemente estamos sorprendidos por las respuestas.

c. "Simplemente permítete sentirte bien".

Invitamos a sensaciones placenteras a los clientes que conocemos bien y que continúan luchando con sus problemas a pesar de varias sesiones de terapia. Estos clientes frecuentemente han tenido tan malas experiencias en la vida que piensan que simplemente no tienen solución a sus problemas. Creemos que aún estas personas han experimentado sentimientos dichosos en algún punto de sus vidas, los cuales han sido almacenados en su cuerpo emocional. Pueden haberlos olvidado, pero cuando preguntamos directamente, los encuentran. Queremos recordarles esos sentimientos y permitirles que crezcan otra vez con fuerza.

Los clientes frecuentemente se sorprenden porque ellos no experimentan sentimientos placenteros regularmente, porque los han escondido por largo tiempo debido a las dificultades en sus vidas. Uno de nuestros clientes nos dijo que se sintió como si hubiera encendido una vela caliente y la atrajo, y que la luz y la sensación placentera fue extendiéndose a través del espacio en su cuerpo. Estas sensaciones placenteras están frecuentemente conectadas con experiencias sensoriales (tal como oler la amorosa esencia de una flor, escuchar una palabra tierna, o acariciar a un gato.). La completa percepción de una situación gozosa que se vivió antes reaparece en la memoria y se propaga como una sensación placentera a través del cuerpo.

Si un cliente encuentra difícil estar en contacto con una sensación placentera, podemos plantearle la siguiente pregunta: "¿Cuáles sentimientos positivos te gustaría invitar primero?". Frecuentemente, un sentimiento de profunda paz, esperanza, o gozo de vivir surgirá. Inicialmente, el sentimiento puede ser más bien modesto, o puede permanecer oculto, pero gradualmente el cliente permite que el sentimiento se extienda a través de su cuerpo impregnándolo completamente. El sentimiento positivo inicial puede extra unirlo a un segundo o tercer sentimiento hasta que el cliente esta "saciado". En este estado, las ansiedades se curan de raíz, y las preocupaciones acerca de la enfermedad, soledad, dificultades financieras son experimentadas en forma diferente. Mientras el cliente esta moviéndose algo más cerca a su propia paz, la sanación puede tomar lugar.

Uno de sus clientes, una mujer, quiso por un instante "profunda alegría". Cuando se puso en contacto con este gozo, se le pidió una mayor atención y respeto. La alegría quería que la visitara todos los días. Este le sugirió, que tomarán caminatas en la naturaleza más frecuentemente, y que caminara despacio para observar las flores y las mariposas. Adicionalmente, debería considerar gastar menos tiempo en el teléfono con sus amigos y pasar más tiempo con ella misma. Después de que su alegría le había dicho todo esto, nuestra participante llego a estar en calma y relajada, y su cara brillaba con una embelesada sonrisa. Por un largo tiempo, no dijo nada, pero obviamente gozó el estado que tuvo. Parecía como si a través de su propia alegría se extendía más allá de ella, ya que todos nosotros de repente también estábamos llenos de alegría. Después nos dijo que había estado en un estado de completa felicidad, en un estado de "unidad con todo el mundo", y que nunca antes había experimentado eso.

9. Percibir los Sentimientos

"Mi dolor, te siento"

Después un cliente nos cuenta que puede percibir una sensación en su cuerpo, o experimentar un sentimiento o una emoción, tal como un dolor en el área del estómago o una sensación de rabia, le pedimos que ponga atención a la sensación o al sentimiento diciendo en voz alta, "Mi dolor en el estómago, mi rabia, bienvenida".

Sin embargo, algunas veces los clientes se expresan de una manera difusa, tal como "Oh, todavía estoy ansioso" Dejamos que repitan las palabras, "Mi ansiedad, te siento, bienvenida". Alternativamente, pueden decir, "Estoy enojado con mi jefe", después de lo cual sugerimos esta respuesta, "Mi rabia, con mi jefe, te siento, bienvenida". Así, colocamos la ansiedad, la rabia, o el dolor, como un ser independiente y entonces dejamos saber a la emoción que en realidad la percibimos. Cuando el cliente maneja la emoción, la sensación o bien aumenta o lentamente comienza a disolverse. En ambos casos, un movimiento de energía toma lugar, lo que conduce a un cambio en el sentimiento que fue experimentado. Durante el transcurso de la sesión, los clientes se aventuran a una jornada de sensaciones físicas, imágenes y emociones, las cuales toman su turno, cambian, y se desarrollan.

Otra forma de sanación es a través de las imágenes internas. Si, por ejemplo, un cliente se queja de un dolor indiferenciado en alguna parte de su cuerpo, podemos plantear la pregunta, "¿Tiene color este dolor? ¿Es este color oscuro en lugar de luz? ¿Tiene una forma el dolor, es redondo o cuadrado? ¿Lo percibes suave o más bien duro?". Así el dolor asume una realidad propia y se convierte en una imagen con la que podemos trabajar. En el caso de una mujer, por un instante, el dolor asumió la forma de un tubo largo a través del cual podía mirar. Finalmente, se deslizó a través del tubo y vio una luz al final la cual iluminaba el resto de su camino. Otro cliente trasformó su dolor en una cerca de madera la cual era tan baja que pasaba sobre ésta encontrándose en un hermoso jardín. Ahí se sintió bien, y fue posible usar un entorno visual para desarrollar sentimientos positivos.

Cuando un cliente no puede percibir imágenes internas, la siguiente pregunta nos ayuda a coro, "¿Conoces este dolor? Si la respuesta es si, además preguntamos, ¿Cuándo apareció por primera vez, cuántos años tenías?" En casi todos los casos, el cliente tenía entre 3 y 6 años de edad, algunas veces aún mas jóvenes, cuando experimentaron el dolor por primera vez. Después, el dolor externo conduce al dolor interno y destapa un sentimiento. El cliente se experimenta así mismo, como el niño pequeño que fue, siente abandono y muy triste. Ahora, somos capaces de recoger su tristeza como un hilo rojo que nos conducirá.

Otros clientes reportan una gama de malestares, un sentimiento rascándose aquí, una sensación de inseguridad allá, otro dolor más. Una de nuestras opciones es manejar cada queja separadamente. Después, podemos elegir dejar al cliente que las incorpore todas dentro de un concepto preguntándoles:"¿Si pudieras nombrar todas estas sensaciones con una sola palabra, un sentimiento, que sería?" Anja nos dio un impresionante ejemplo resumido en sus manos frías, náusea, y frío en la cara y un nudo en la garganta como "una sensación helada de estrés", frialdad en el estómago, además de la rigidez en medio de su cara y un nudo en la garganta como "una sensación helada de estrés".

Después de darle la bienvenida al sentimiento, nos quedamos quietos, hacemos una pausa y damos al cliente la oportunidad de estar en contacto con sus sentimientos con el fin de que nos reporten como reaccionan a esto. Frecuentemente, un diálogo ya ha surgido en esta etapa de sesión de apoyo, y el sentimiento puede decir, por un instante, "Bien, finalmente te estás dando cuenta y me cuidas?" Entonces pasamos a la siguiente etapa.

10. Aceptar los sentimientos

"Mi sentimiento, gracias"

Normalmente, los clientes quieren suprimir o "deshacerse de" un sentimiento que perciben como molesto o atemorizante. Para ellos, esto parece extraño e inusual dar gracias al sentimiento. Hay, sin embargo, razones importantes por las que dar gracias al sentimiento, cualquiera que sea su naturaleza. Damos gracias a la sensación, como el dolor, por mostrarse e iluminando como una pequeña señal de advertencia de color rojo con el fin de llamar la atención sobre el hecho de que algo anda mal en nuestro cuerpo. Sólo cuando nos damos cuenta del dolor podemos reaccionar a este y evitar que empeore. Uno de nuestros clientes, por ejemplo, sentía una opresión en su pecho. Después de algunas preguntas, resultó que la sensación de opresión era una banda de metal alrededor de su corazón, que posiblemente lo protegían contra más injurias.

Siempre existen razones para la aparición de una sensación que es percibida como no placentera. La rabia, por un instante, puede ser una reacción de injusticias pasadas. Cuando das gracias a la rabia y entiendes la causa de la injusticia sufrida, la rabia disminuye o se disuelve o ayuda a cambiar las circunstancias.

Como hemos experimentado con nuestro ejercicio de "si-no-gracias", la palabra "gracias" es la llave del cambio. Dejando que el cliente diga esta palabra, damos un cambio en todo su campo de energía: Las cosas empiezan a fluir, los sentimientos dolorosos cambian, y el poder de la rabia del cliente puede ser usado para un propósito positivo. Como observamos a la rabia como nuestra amiga, nos dará fuerza y coraje y nos mostrará la enorme energía que en realidad almacenamos dentro de nosotros.

Rechazar es una actitud negativa e implica una perspectiva negativa. En lugar de almacenar cambios positivos, primero debemos asumir una actitud positiva. Diciendo "gracias" nos ayuda en gran medida a ello. Agradecer los sentimientos no placenteros, como la ira o el miedo, transforman nuestro rechazo en gratitud –una actitud positiva. La gente con una perspectiva relajada y positiva se siente mejor, su campo de energía cambia, permitiendo así una forma diferente de sentir y pensar.

11. Amar los sentimientos

"Mi sentimiento, te amo".

El amor fluye donde quiere ir. Si las palabras "Mi dolor, te amo" surgen directo del corazón. El cliente experimentará una corriente de amor envolviéndolo con calidez, limpieza y sanación. La energía del amor es la más fina, también la forma más potente de energía que permite al cliente experimentar el dolor con parte de su cuerpo. Ahora puede aceptarlo y cambiar su actitud hacia este. La palabra "te amo" cambia la energía. Una actitud negativa de rechazo es transformada a una positiva. Un sentimiento negativo ya no es visto como un enemigo con el que debemos luchar y hacerle la guerra, sino más bien se convierte en un amigo que aceptamos y valoramos, con quien podemos comunicarnos pacíficamente. Si un cliente es incapaz de declarar su amor a un sentimiento no placentero al pronunciar las dos palabras: "te amo", puede ser capaz eligiendo palabras con menos carga emocional:

1 "Mi sentimiento, te acepto en amor".
2 "Mi sentimiento, me perteneces".

12. Preguntar a los sentimientos

"Mi dolor, ¿hay algo que pueda hacer por ti?"

En este punto, el aspecto revolucionario de la TCE ocurre. Después de haber aceptado el dolor o la enfermedad, escuchamos y observamos las soluciones que nuestro cuerpo ofrece. Las respuestas a todas las preguntas llegan directamente de nuestra corazonada y de la sabiduría de nuestro propio cuerpo.

La pregunta "¿Hay algo que pueda hacer por ti?" se plantea en voz alta, y las respuestas que llegan de nuestro interior son casi siempre claras, únicas, e individuales y son frecuentemente sorpresivas o aún divertidas. Algunas veces un dolor puede simplemente requerir una ayuda práctica –por ejemplo, un dolor en el pie puede pedir: "Compra unos zapatos diferentes". En otro caso, una pianista quien sufría de una depresión le dijo: "Muévete a un apartamento soleado". Ella tenía la duda: "¿Un apartamento soleado? Bien, esto no puede ser todo tan simple". En algunos casos pedimos preguntas adicionales al dolor, tales como "¿Qué puedo hacer primero? ¿Cómo puede suceder, y a dónde tengo que ir para ayudarte?" A un gerente estresado se le dijo, "Apaga tu celular en el auto. Goza manejar como un receso entre citas". Después de la sesión, estuvo muy sorprendido de que esta aparente idea no se le había ocurrido antes, e inmediatamente se expuso a implementarla.

Cuando la pregunta "¿Qué puedo hacer por ti?" se plantea, los clientes ya están en un estado más relajado que les permite tener toda una nueva perspectiva poniendo más atención a su "sensación".

Cuando Susanna preguntó a una clienta embarazada que tenía dificultad para respirar "¿Qué puedo hacer por ti?" el sentimiento respondió "Deja a Susanna poner sus manos en tu cuerpo". Cuando Susanna lo hizo, el bebé en el abdomen del cliente se dio la vuelta bajo sus manos y se movió a otra posición que permitió a la mujer respirar más libremente.

La historia de Connie ofrece un ejemplo de cómo pueden concretarse estos indicadores. Susanna nos contó, "Connie llegó a mi después de que fue diagnosticada de cáncer de mama. Durante nuestra primera sesión, Connie pregunto a su cáncer de mama, "¿Qué puedo hacer por ti? "Casi nada, mi pequeña, pero puedes hacer algo para ti. Durante la quimioterapia, necesitarás mucho calor". Le dijo a su esposo de su sesión. El le había comprado una preciosa cadena de oro con el fin de animarla, pero no le había dicho. Al siguiente día, el regresó la cadena a la tienda y la cambió por un chaleco y una chaqueta de cashmire. Connie llevaba el cárdigan cada día y aun en la noche, acariciando el calor y disfrutando el cálido corazón de su marido". Todo esto pasó hace un año, y ya había completado exitosamente su quimioterapia.

Algunas veces los dolores o los síntomas hacen sugerencias, tales como "Cambia tus hábitos de comida, necesitas más proteína", o "ralentiza", o "Haz algún movimiento, corre, estimula la memoria, muévete, baila, canta" o "Haz ciertas cosas que estén bien para ti, tales como pintar o tocar un instrumento musical, relájate" o "Perdónate a ti o a otra persona".

Le preguntamos a nuestros clientes que visualicen estas sugerencias durante la sesión. Debido a nuestras experiencias, sabemos que hacemos cambios emocionales encontrándonos con nuestros sentimientos" solicitados en nuestra imaginación. Si el dolor por ejemplo dice, "Grita tu rabia", le recomendamos al cliente que grite tan fuerte y duro en su imaginación hasta que el sienta que es suficiente. En base a nuestra experiencia con el trabajo TCE, visualizar una acción es al menos tan exitoso como actuarla hacia fuera en la realidad. La intensa experiencia de un sentimiento y las subsiguientes emociones, es de decisiva importancia en el proceso de sanación. Acompañamos al cliente a medida que avanza a través de sus imágenes internas, haciéndole experimentar y sentir estas imágenes con tan poco intervención de nosotros como sea posible, pero con todo el apoyo que se haga necesario. Cuando planteamos la pregunta "¿Hay algo que pueda hacer por ti?" los clientes algunas veces se preguntan hacer cosas extremas, tales como, completamente dejarse ir, hundirse hasta el fondo del océano, flotar en el aire, estarse disolviendo, ahogarse o morirse. En tales casos, el terapeuta de soporte es de absoluta necesidad. Les recordamos a los clientes que las peticiones que escuchan son sólo imágenes y símbolos, que estamos aquí con ellos, y que están descansando en el sofá en forma segura y que permitan entregarse libremente a esas imágenes. Las recompensas que somos capaces de cosechar en algunas solicitudes son a menudo impresionantes. Los clientes se dejan ir y fluyen, o mueren en su imaginación, y parece como si alcanzaran otra dimensión al hacerlo. A menudo, los clientes reciben sugerencia o mensajes de esta dimensión que los sorprenden y los hacen felices.

Susanna recuerda la primera petición intensamente. Un cliente le pidió que la dejara hacerse pedazos por un robot. Susanna estaba indecisa y se sentía insegura. ¿Se atrevería acompañar al cliente en esta imagen? Conjuntamente, pidieron el apoyo de su guía superior, y el proceso continuo independientemente. El cliente fue hecho pedazos; las partes que ya no eran viables fueron retiradas y las nuevas piezas se ensamblaron rápidamente. Ella se sintió como si estuviera naciendo otra vez, después reportó que el síntoma que había estado sufriendo anteriormente había desaparecido.

Algunas veces pedimos perdón a mamá, papá, a uno mismo, o otras personas. Cuando podemos perdonarnos a nosotros mismos y a otros, podemos tirar por la borda nuestro lastre interno –liberamos nuestros vida a cosas nuevas.

13. Invitar Sentimientos Positivos

Una vez que el dolor ha disminuido con la ayuda de TCE y el miedo ha perdido el poder de engancharse, los clientes frecuentemente nos hablan acerca de un vacío que perciben dentro de ellos.

Naturalmente, tenemos miedo de ese vacío. Nos esforzamos por llenar ese vacío de alguna manera. Sin embargo, antes de hacerlo, queremos darle la bienvenida y aceptarlo amorosamente. El acto de trabar amistad con este vacío nos prepara para ser capaces de disfrutar lo que es. Por un momento, podremos tolerar el estado de querer nada y controlar nada. Durante este estado, nuestra disposición a querer invitar sentimientos crecerá –algo que nos ayuda a sentirnos bien. Después de un periodo de quietud, los clientes frecuentemente experimentan sentimientos positivos como la calma, ecuanimidad, o ligereza. Si no aparecen dichos sentimientos positivos, apoyamos al cliente preguntando, ¿Hay algún sentimiento positivo que quieras invitar, como la alegría? Tan pronto como el cliente percibe la alegría o un sentimiento correspondiente damos tiempo para que el sentimiento se difunda en su cuerpo. Frecuentemente, el cliente entonces invita a un segundo o tercer sentimiento positivo y logra un estado de felicidad.

Este estado puede ser recreado cada vez que el cliente lo recuerde. Le pedimos que averigüe si su sentimiento maravilloso quiere permanecer con él o regresar a él. Frecuentemente la respuesta es que el sentimiento ha encontrado un lugar en el cuerpo del cliente y esta listo para que aparezca cada vez que queremos y para sumergirte a nosotros mismos en las imágenes que se relacionan con ésta.

14. Dar gracias

Siempre - si no piensen hacerlo ellos mismos – les pedimos a los clientes al final de la sesión que consideren a quien quieren dar gracias. Muchos clientes se dan las gracias a ellos mismos, a sus ángeles, o maestros, otros gracias a Dios - y algunos encuentran que es suficiente decir en voz alta, "Gracias". Damos gracias a nuestros clientes por el valor de caminar hacia su interior y por su confianza en nosotros.

La mayoría de las veces, los clientes regresan por sí mismos a un estado lleno de consciencia después de haber dado las gracias. Esto ocurre lentamente o de repente como si el subconsciente del cliente estuviera diciendo, "Hasta aquí, y no un paso más".

Una mujer joven, quien en su imaginación había alcanzado el fondo del océano, podía verse flotando. La superficie del agua, sin embargo, era densa para penetrarse. Imaginó que tenía un pico con el cual podría picotear la dura superficie hasta que pudo hacer un hoyo; se despertó, se sentó con la espalda recta y abrió los ojos. Se levanto rápidamente y salió del cuarto casi sin decir adios. Después, hizo la próxima cita por teléfono.

15. Apoyo y medidas de seguimiento

Durante nuestro trabajo, damos mucho espacio y paciencia a los clientes. Algunas veces a las imágenes profundas o sentimientos hay que incitarlas a desarrollarse; esto puede suceder rápidamente o tomar unos pocos minutos. Alentadoras declaraciones tales como "Tienes todo el tiempo que necesitas" o "Tienes todo el tiempo del mundo", hacen que los clientes se sientan más relajados y alivien la presión de tener que hacer algo especial. Hay, sin embargo, situaciones cuando nada parece moverse. El cliente puede irse dándole vueltas a su problema. Alternativamente, una imagen puede parecerle amenazante. En tales situaciones, le pedimos al cliente que repita las siguientes palabras, "Pido ayuda y apoyo" o "Pido guía y apoyo" Estas palabras tienen el efecto de una puerta que se abre a un nuevo cuarto –ellas realmente son mágicas. Después de eso, nos sentamos y podemos confiar en que un nuevo impulso surgirá que lleve adelante la sesión.

Después de la sesión de apoyo terapéutico, frecuentemente les damos una pieza de papel y pluma, así ellos pueden escribir los eventos más importantes de la sesión. Este paso es significativo para ayudar a que recuerden imágenes y experiencias de su mas reciente sesión de TCE. Las imágenes de apoyo y pensamiento pueden así ser recuperadas y fortalecidas sin nuestra presencia, y promueven el cambio. Para los procesos más prolongados, recomendamos que los clientes lleven una bitácora. Esto frecuentemente les ayudará a lograr mayor claridad, y encontrar más fácil nombrar sus sentimientos. Por otra parte, es interesante que relean su bitácora después de un tiempo y recordar los eventos anteriores y descubrir cuánto uno ya ha logrado cambiar.

Casos de Estudio

Palabra por palabra un ejemplo de entrenamiento de una Sesión Terapéutica.

Con el fin de que puedan imaginar mejor como se aplica la TCE en nuestra práctica, queremos empezar usando el ejemplo de nuestra cliente Eva para describir las etapas individuales de la sesión de terapia de apoyo. El aspecto particular que llama la atención de este ejemplo es que pudo integrar muchas de sus diferentes emociones dentro de un sentimiento, y que su subconsciente determinó el curso de la sesión y permitió exactamente tanto como el cliente podría tolerar en cualquier momento dado. Eva es médico, y esta es su primera sesión. Quiere conocer nuestro método de tratamiento y está esperando ayuda con un problema que está presente en este momento: Cuando da lecturas científicas, Eva sufre de pánico escénico. Durante nuestra primera conversación, señaló que solo quería ocuparse de este problema específico.

"T" denota terapeuta; "C" denota cliente.

T: "Por favor relaja y acuéstate". Cubro al cliente.
T: "Toma una respiración profunda y trata de estar plenamente aquí y ahora en tu cuerpo; te sientes bien. Por favor, ponte en contacto con lo que es sagrado para ti". En esta coyuntura, conecto con lo que es sagrado para mi.

T: "Repite en voz alta, "Doy gracias y pido por guía superior y apoyo"

C: "Doy gracias y pido por guía superior y apoyo".

Me quedo en silencio y dejó pasar un par de minutos. Normalmente preguntaría, "¿Qué sientes?" Ya que Eva, expresamente pidió trabajar con un asunto específico, limito mi pregunta abierta y guió al cliente directamente al asunto.

T: "Recuerda tu última conferencia y trata de recordar exactamente que sentías entonces –frío, un nudo en la garganta, o nerviosismo. Por favor descríbeme qué es lo que sientes ahora". Eva me había descrito sus síntomas con anterioridad.

C: "Manos congeladas, frialdad, sentirse mal del estómago. La mitad de la cara la siente paralizada y fría. Tengo un nudo en la garganta".

T: "Si tuvieras que expresar esas sensaciones en un sentimiento, ¿cómo lo llamarías?" Para mi, es muy importante que los clientes encuentren su propio lenguaje y describan sus sentimientos.

C: "Un sentimiento de estrés congelado"

T: "Deja darle la bienvenida a este sentimiento de estrés congelado" Desde que Eva está aquí por primera vez, digo las oraciones en voz alta.

T: "Sentimiento de stress congelado, te doy la bienvenida".

C: "Sentimiento de stress congelado, te doy la bienvenida".

T: "Sentimiento de estrés congelado, déjame agradecerte por mostrarte tan claramente".

Existen muchas razones para agradecer un sentimiento negativo. A menudo, tales sentimientos negativos nos han protegido de algo. (Aquí estoy pensando en un anillo alrededor de acero en corazón de un amigo. Este anillo contribuyó a proteger al corazón de futuras heridas). Frecuentemente, pretende poner nuestra atención en algo. Si inicialmente no podemos pensar en nada para lo cual el estrés congelado sería bueno, al menos podemos agradecerle que se muestre. El agradecimiento es una importante llave para la disolución de síntomas y curación.

C: "El sentimiento de estar congelado – déjame agradecerte por mostrarte tan claramente"

T: "Te percibo y estoy atenta".

Si es posible, la siguiente oración debe ser enunciada, "Te amo, mi sentimiento", pero algunas veces –especialmente durante la primera sesión-esto no puedo ser todo tan fácil.

C: "Te percibo ahora y estoy atenta".

T: "¿Qué puedo hacer por ti?"

C: "¿Qué puedo hacer por ti?"

T: "Por favor descríbeme en voz alta lo que está pasando. ¿El sentimiento cambia o reacciona? -¿Qué está pasando?"

C: "Dice que debo dejarlo suelto pero yo no sé qué hacer para soltarlo".

Durante la TCE, nuestros problemas frecuentemente nos piden que los dejemos ir, dar permiso a que las cosas pasen de largo y decir adiós a nuestros miedos. Nunca se nos enseñó, la manera de cómo dejarlos ir. ¿Cómo se puede dejar que un problema siga produciendo en la mente? En la TCE, hemos encontrado un significativo camino para dejarlos ir. Simplemente decimos en voz alta, "estoy dejándote ir", y permitimos que nuestros cuerpos perciban como sienten. Es como si el cuerpo detectara las vibraciones del lenguaje y reaccionara a ellas. Podemos asegurarles una cosa: Nuestros clientes siempre perciben una luz y un sentimiento de despreocupación cuando realizan la experiencia. Los pasos de verbalizar y sensibilizar parecen suscitar un cambio de actitud hacia los viejos problemas.

T: Ambos, no lo sabemos todavía, pero sé cómo averiguarlo. Por favor repite un par de veces en voz alta, "Estoy dejándote ir".

C: "Estoy dejándote ir".

Eva permanecía todavía ahí, y le di unos minutos más. Observé su lenguaje corporal y vi como sus manos se relajaban y su cara cada vez más suave. Su respiración llegó a estar calmada. Permanecí con ella en empatía.

T: "¿Cómo estás, qué sientes, y dónde esta tu sentimiento?"
C: "Siento un sol en medio del ombligo, brilla y calienta todo, incluyendo mis manos".

Con la pregunta "¿Qué puedo hacer por ti?" hemos logrado una transformación de los síntomas. Mientras no sepamos porque y cuánto tiempo los síntomas estuvieron presentes, hicimos posible transformar el frío en el sol. Basado en muchos años de experiencia, podemos decir que el efecto, significa que la transformación es duradera.
Otra vez Eva se quedó quieta por un momento.

T: "¿Cómo estas ahora y qué sientes?"
C: "El nudo en la garganta está ahí todavía, pero se hizo más pequeño."

T: "Pequeño nudo en mi garganta, te siento".
C: "Pequeño nudo en mi garganta, te siento".

T. "Pequeño nudo en la garganta, gracias por mostrarte".
C: "Pequeño nudo en mi garganta, gracias por mostrarte".

T: "Pequeño nudo en mi garganta, te amo"
C: "Pequeño nudo en mi garganta, te amo"

T: ¿Qué puedo hacer por ti?
C: ¿Qué puedo hacer por ti?

Eva, hizo una pausa muy larga, otra vez. Mientras la observaba, me quedé quieta cerca de ella y le daba una sensación de cariño y seguridad.

C: "Me decía que lo dejara ir, pero no pude hacerlo porque empezaría a llorar si lo dejaba ir un poco más, y no estoy segura, si alguna vez sería capaz de parar otra vez. No sé si puedo hacer esto ahora correctamente, o si lo quiero para nada."

Obviamente, no sé tampoco si es el momento adecuado para profundizar o permanecer con él o para quedarse con el resultado obtenido hasta ahora. Sin embargo, le di más tiempo para que tomara la decisión correcta. Decir, "gracias", sin embargo, siempre es apropiado y con frecuencia nos muestra el camino a seguir.

T: "Gracias, por tu consejo, mi nudo".
C: "Gracias, por tu consejo, mi nudo".

C: "De repente, me siento mareada".
T: "Mareo, te percibo".
C: "Mareo, te percibo".
T: "Gracias por mostrarte a ti mismo".
C: "Gracias por mostrarte a ti mismo".

T: "Te acepto amorosamente".
C: "Te acepto amorosamente".

T: "¿Qué puedo hacer por ti?".
C: "¿Qué puedo hacer por ti?"

C: "El mareo quiere ayudar a la decisión de si debo seguir o no"

Cada sentimiento necesita atención y gratitud porque algo positivo frecuentemente se esconde detrás de un sentimiento negativo, al igual que en el presente caso. El mareo, el cual es percibido como no placentero, solo quiere llamar nuestra atención –en este caso para ayudar a la decisión.

En este momento, tenía la sensación de que no debería decidir únicamente con su cabeza. Por lo tanto, le planteé la siguiente pregunta.

T: "¿Por qué no tomas tu mareo de la mano y lo llevas a tu corazón y le preguntas a tu corazón por ayuda para la decisión?

C: "Mi corazón, por favor ayúdanos a decidir.
C: "Mi corazón dice que el pequeño sentimiento de bulto debe permanecer y ser disuelto en un momento posterior."

La respiración de Eva se calmó. Tenía que hacer una decisión o, más bien, su alma, su corazón, o su mareo (cabeza) habían decidido. Naturalmente acepté esta decisión. En su libro, *Corazón, ¿qué quieres decirme?* (Herz, was sagst du mir?) KlausLange describe como acompañar a la gente en su profundo viaje. Me gustaría citarlo en este punto porque está hablando con sinceridad a mi corazón, "No me he esforzado en llevar a alguien a algún lugar, ni he tenido que salvarlos de nada. Simplemente estoy segura de que la gente es guiada por su propia alma y experimenta exactamente lo que a ellos les corresponde individualmente". El alma de Eva había solicitado que el asunto se retrasara para "después". Y así, habíamos alcanzado el fin de la sesión. Todo lo que quedaba era dar las gracias.

T: "Por favor agradece a todo el mundo quienes nos han ayudado y regresa al presente y a este cuarto cuando estés lista".
C: "Gracias".

Pocas semanas después de nuestra sesión, recibí una carta de Eva que cito continuación:
"Seguramente sería bueno que sepas que recientemente tomé la palabra durante la conferencia de un colega. Pude pararme al micrófono y con calma explicar un punto de vista. Esto es algo que no encontraba muy fácil de hacer en el pasado. A finales de junio tendré que dar otra vez una conferencia, y me siento más optimista acerca de esto ahora. Los mantendré informados si el éxito continua."

Campo Físico

Sobrepeso

1. Ejemplo

El siguiente ejemplo nos muestra muy bien que tan precisas y apropiadas pueden ser las respuestas que recibimos de nuestro conocimiento interno. Incluso diseñó un plan detallado.

Una mujer un poco corpulenta llegó a mi oficina. Era muy infeliz. Después de varios intentos fallidos, había empezado otra vez una dieta pero se dió cuenta rápidamente que no hizo nada con cualquiera de los alimentos que se le permitió tener, y definitivamente no perdió nada de peso. Pidió mi asesoría.

La guié dentro de su cuerpo y cuando preguntó, "¿Qué sientes, qué puedes percibir dentro de ti?" respondió: "Hay una larga y caliente pelota en mi vientre. Se parece un poco a una pelota de lana, pero pienso que es una pelota de intestinos –es muy desagradable." La frase "mi pelota, te amo, qué puedo hacer por ti?" dio lugar a un número de respuestas. "Siempre está atenta de mi. Cuando me enfocas antes de comer, vas a saber lo que es bueno para tí y lo que te puede hacer daño. Pregúntame antes de cada alimento. Te amo, y siempre te responderé".

Ahora seremos capaces de pedir preguntas a la pelota. "¿Qué es bueno para mi? ¿Qué es saludable y me ayuda a perder peso?" "Fruta, pero solo en moderación y entre comidas, es buena para ti. Toda clase de vegetales pero sólo al vapor o cocidos. Para comer vegetales crudos tu intestino tiene que recuperarse primero. Ten ensaladas frescas y no uses aderezos preparados, solo un poco de aceite y jugo de limón y sin vinagre. Sin cereales crudos, sino más bien avena cocida. Se permite leche y productos lácteos. El yogurt está bien entre comidas. Comer aves y, aún mejor, pescado. No pan de cereal integral y preferible sin pan durante varias semanas. No azúcar. No cola, no café, no té, en lugar de eso, comer fruta y jugos vegetales y abundante agua y tés herbales. Toma linaza y otros laxantes biológicos".

Durante todas esas respuestas, la pelota en los intestinos de la cliente continuaba haciéndose más pequeña y suave. Eventualmente, la cliente pudo reconocer su propia estructura intestinal. Le pregunté que lo repitiera en voz alta, "Esta noche, me voy a recompensar con un helado". Inmediatamente, sus intestinos se contrajeron y comenzaron a ponerse caliente y con dolor. La cliente estaba profundamente impresionada. Hice que repitiera la frase, "Esta noche voy a premiarme y tendré un bol de fresas frescas". La pelota se relajó.

"¿Hay algo que pueda hacer por ti, mi pelota?" "Prepara una alcachofa esta noche y cómetela con un poco de aceite y jugo de limón". Le di la receta. Después, aprendí de los libros de salud acerca de los beneficios medicinales de la alcachofa: apoya tanto a la función de la vesicular y promueve la buena digestión.

Dos semanas después, vi a la cliente de nuevo. Me dijo que se mantuvo en contacto con la pelota en su intestino a la que frecuentemente podía sentir. Había perdido cuatro libras. Mientras que ella pensaba que solo había logrado una pequeña pérdida de peso, estaba agradecida y parecía relajada. Desde el inicio de la dieta, que por cierto le gustaba mucho, tenía mucha energía y se sentía mejor. Ahora incluso su esposo se unió a su dieta.

2. Ejemplo

Un terapeuta nos cuenta lo siguiente:

Helga llegó a mi y me compartió que tenía 50 libras de sobrepeso que era su peor problema. Se odiaba por esto y estaba consciente de las consecuencias de salud de tener sobrepeso. Ella habló de niveles elevados de colesterol, el peligro de la diabetes, acerca de muchas dietas sin éxito que había intentado.

En la primera frase, "Mi peso, te siento", sus lágrimas comenzaron a fluir inmediatamente. Helga pudo sentir un enorme pesadez en todo su cuerpo. Cuando preguntó: "Mi pesadez, te amo, ¿qué puedo hacer por ti? Helga pudo escuchar dos voces profundas al mismo tiempo. Una decía, "Acéptame" mientras que la otra decía, "Suéltame". Le pedí a Helga que hablara primero con una voz y luego con la otra.

Le dijo a la primera voz, "Pesadez, te acepto". Inmediatamente su cara comenzó a relajarse, e irradiaba una profunda calma y serenidad. Después de gozar este estado por un minuto más o menos, se volvió hacia su segunda voz, "¿Pesadez, puedo hacer algo por ti? La respuesta llegó rápidamente, "Confía en ti". Le pedí a Helga que repitiera en voz alta las palabras, "Confío, en mi misma", y mientras lo hacía, trató de sentir dónde estas palabras en su cuerpo resonaban y qué reacción creaban. Helga lo hacía como se lo pedí y reportaba que podría sentir las palabras en su estómago. La atención que dio a su estómago hizo sentir al área cálida y confortable, y Helga empezó a sentirse "llena". Estaba sorprendida.

Helga me contó que había estado trabajando con afirmaciones anteriormente. Ahora quería usar esta nueva afirmación antes de poner cada bocado en su boca con el fin de usarlo para sentir el sentimiento en su estómago y decidir si realmente quería devorar su bocado.

Cuando volví a verla después de 6 meses, había perdido peso y se veía mejor. ¿Qué había pasado? Había usado la afirmación no solo antes de comer, sino también a lo largo del día en conexión con sus actividades diarias y especialmente antes de ir a dormir. Esto la había ayudado a dormir mucho más profundamente y a desarrollar una sensación general de salud y bienestar.

Migraña

Ellen de 37 años estaba en su séptima semana de su primer embarazo. El embarazo no había sido planeado. Se resistía fuertemente a la idea de tener que ceder su libertad. Al mismo tiempo, se notaba con más frecuencia mirando carriolas. "Quizás esta elección no es tan mala elección, después de todo", pensó. Se sentía insegura y realmente no sabía todo lo que ella quería ahora con certitud. Solicitó una sesión de terapia de apoyo porque había estado molesta con dolores tipo migraña desde hace tres días. Después de la introducción, Ellen empezó a estar más en contacto con el dolor en su cabeza.

Ellen dijo, "Dolor, te siento". El dolor permanecía callado. "¿Puedo hacer algo por ti dolor? `No quiero un niño`, dice el dolor. El dolor crece más fuertemente y se extiende por el lado izquierdo del cuello y luego a la matriz. El dolor está muy fuerte, casi intolerable, mi cabeza está casi llena. Ahora mi cabeza está hablando conmigo y dice, debería haber tenido más cuidado".

"Hola, mi cabeza, te escucho y te siento". Ellen escuchaba a su cabeza respondiendo, "Debería haberme esforzado más. Debería haber dicho más claramente. ¡Fallé! ¡Fallé en el asunto más importante! Tenía que asegurarme de que no quedarás embarazada para que pudieras mantener tu libertad. Estoy avergonzado. Suponías no quedar embarazada. Debía de habértelo dicho".

Su cabeza estaba completamente desesperada. Por años, su trabajo había sido asegurarse de que Ellen estuviera siguiendo un régimen natural de control natal. La cabeza siempre había estado haciendo su trabajo con gran precisión. Esta vez, también, le había advertido que Ellen podía quedar embarazada, entonces ella lo sabía. Se daba cuenta deliberadamente de dejar de lado sus propias reglas pero no puso su centinela, la cabeza, al corriente. La cabeza aún creía que debería haber emitido advertencias más severas. No tenía ningún patrón preconcebido o instrucciones de cómo actuar en el caso de un embarazo no deseado. De repente, todo esto llegó a aclararse a Ellen. Ahora entendió a su cabeza y a su migraña.

Otros métodos de terapia concluyen el tratamiento en este punto. La razón del síntoma "dolores de cabeza" había entrado a la consciencia y había sido reconocida. Así, asumimos que el problema se resolvería por sí mismo. En la TCE, sin embargo, da un paso más al permitir que la resolución del conflicto se refleja en los sentimientos también.

Ellen dijo, "Mi cabeza, te agradezco por cuidarme". La cabeza se quedó en silencio, pero el dolor se aminoró. Entonces Ellen se volvió a su vientre. Ellen dijo, "Gracias, mi vientre, por seguir siendo tan fuerte todos estos años, aunque frecuentemente te suprimí y rehusé escucharte". El vientre reaccionó con un sentimiento placentero que se extendió por su parte inferior del cuerpo e irradiaba calor. Ellen le agradó este calor y entonces puso su atención en su cabeza. Ellen dijo, "Mi cabeza eres muy fuerte. Todos estos años, me has protegido y apoyado. Te agradezco mucho por hacerlo. Siempre podré confiar en ti. Mi cabeza, tanto tu como mi vientre me pertenecen."

Después de estas palabras el vientre respondió con un gruñido y empezó a hablar directamente con la cabeza: "No me escuchas, cabeza - soy fuerte y tú base. Puedes relajarte en mi. No tienes que pensar en mi lugar. Los dos trabajamos por Ellen." Como respuesta a eso el sentimiento placentero se extendió aún más y alcanzó hasta la cabeza. Ellen: "Gracias a los dos por estar conmigo y apoyarme."

De repente, sintió una sensación de profunda paz que nunca antes había experimentado. Permaneció reclinada en la silla en un estado de relajación profunda. Ya la cabeza no decía "no" al embarazo. Ellen ya no se sentía desgarrada. Su dolor había desaparecido completamente. Comenzó a ver hacia el futuro para cuidar a su bebé.

Dolor abdominal

Un cliente joven estaba sufriendo de dolores en la parte inferior de su cuerpo. La incomodidad que experimentaba no estaba conectada a su ciclo menstrual y había estado plagado casi diariamente en el pasado durante el último medio año. Durante la sesión de terapia de apoyo, le dio la bienvenida a sus dolores y pudo sentir una sensación de tironeo y jaloneo en su útero. Inmediatamente, ambas la tristeza y la ansiedad se apoderaron de ella.

"Creo que esos dolores están relacionadas con el abuso que sufrí cuando era joven. Pero todo esto es de alguna manera demasiado para mí en estos momentos. Quiero saber acerca de esto y, por otra parte no." Pidió ayuda y soporte. Su expresión facial cambió dramáticamente. Una sorpresiva sonrisa se extendió por su cara. "Pude ver tres rosas en mi interior, y estaba completamente segura ahora que la sanación es posible a partir de ahora sin ahondar en el pasado. Puedo ver una luz dentro de mi útero que se está extendiendo despacio. La luz es blanca y tiene un poder sanador. No siento dolor y una sensación de herida. Es buena sólo la forma en que esta ahora, pero creo que la sanación continuará en los próximos días".

Después de una semana, los dolores en la parte baja de su cuerpo habían desaparecido.

Tinnitus

Un terapeuta nos relata lo siguiente:

El tinnitus de Regina empezó durante su menopausia. Al principio, solo percibía un leve ruido en uno de sus oídos, poco después en ambos oídos. Más tarde podía escuchar su propio latido de corazón. Cuando llegó a su sesión de TCE, pudo escuchar un persistente sonido agudo. Había sufrido fuertemente y se había acostumbrado a encender la radio con el fin de ajustar el ruido en sus oídos. "Mi tinnitus, te escucho". Empezamos las sesiones con estas palabras. Entonces el ruido empezó hacerse más alto, y el dolor era tan fuerte que se cubría ambos oídos con sus manos. "Mi tinnitus, te siento. "Pero tu nunca nos escuchas", sus oídos le dijeron. "Mis oídos, los estoy escuchando ahora, y los amo a ambos" Los oídos la escucharon excitadamente y luego le hicieron un par de propuestas inusuales. Le pidieron abrir su cráneo con el fin de permitir que la presión de sus oídos escapara. Regina pensó que era una idea divertida, y el sonido disminuyó. Ahora sus oídos querían paz y tranquilidad. Querían estar fuera en la naturaleza donde no haya sonidos artificiales. "¿Es suficiente si sólo imagino esto, por el momento?" Los oídos respondieron "Si, por hoy, pero el fin de semana realmente queremos estar fuera en el bosque": Regina vio en frente de sus profundos ojos cómo sus oídos estaban tranquilamente caminando a lo largo de un camino de madera, susurrando entre sí, y obviamente sintiéndose bien. El tinitus había llegado a estar, esta vez más suave, pero estaba ahí.

"Mis oídos, hay algo qué pueda hacer por Uds.? "Llévanos al lugar de mayor quietud en tu cuerpo". Regina, por favor repite las palabras: "Les doy la bienvenida al lugar más quieto de mi cuerpo". Estuvo muy quieta y luego dijo, "Este lugar no ha existido por mucho tiempo. No sé dónde es, pero todo lo que puedo sentir es una inmensa tristeza y presión detrás de mis ojos". De repente, sus lágrimas empezaron a fluir. Después de llorar por un momento, Regina le dio la bienvenida a su tristeza, "Mi tristeza, te siento". La tristeza tenía muchas cosas personales que decirle, pero principalmente le recordó a Regina de la necesidad de siempre ser "perfecta". "Algunas veces el mundo es imperfecto, y todavía es bueno". Esta es una verdad que para Regina era difícil de aceptar.

El éxito de esta sesión particular de apoyo terapéutico fue la realidad que Regina ahora cada noche, en su imaginación, llevaba a sus oídos al bosque, mientras encontraba fácil con esto, caer dormida. El ruido fuerte agudo había disminuido y era una octava más bajo. Desde entonces, Regina encontró su lugar en una profunda quietud en sus meditaciones diarias.

Conversación con un no nacido

La Sra. S estaba esperando a su primer hijo. Estaba feliz, pero el inminente nacimiento la llenaba de ansiedad. La terapeuta de soporte le pidió que llevara su atención a su útero y le dijera que podía percibir. La Sra. S colocó ambas manos en la parte inferior de su cuerpo y pudo ver a su hijo con sus ojos internos. Le dijo, "Mi hijo, ¿qué puedo hacer por ti?" Sus respuestas fueron muy claras y precisas. Le dijo a su mamá que estaba viendo la luz del mundo en pocas semanas antes de su fecha de nacimiento. Por otra parte, pudo decirle con gran certitud que sabía que su nacimiento ocurriría, y que podría depender de su apoyo durante el proceso de nacimiento. La Sra. S estaba profundamente conmovida por las palabras de su hijo. Sintió que perdió rigidez y sus miedos cesaron en el fondo.

Su hijo nació en efecto antes de la fecha prevista. Estuvo saludable, y su nacimiento estuvo bien.

Campo Emocional

La Catedral de mi corazón

Susanna relata como sigue:

Recuerdo una tarde en el invierno de 1989 –era una noche fría y nublada. Un amigo me llevó a un círculo de meditación –un concepto desconocido en ese tiempo para mí. Me uní al grupo de cerca de veinte hombres y mujeres quienes estaban formando un círculo ya sea sentados o acostados sobre su tapete. Despacio, quedaban en silencio y empezaban a escuchar a una mujer quien estaba sentada en medio del círculo.

Inicialmente, calmamos nuestra respiración, y luego dirigíamos nuestra atención hacia nuestro corazón. El líder del grupo hizo varias preguntas conmovedoras, ¿Cómo se mira tu corazón, cómo se siente, puedes escuchar tu corazón?" Mis respuestas no fueron tan buenas: en el sitio donde, asumí que mi corazón estaba localizado, al menos anatómicamente hablando, pude percibir un hoyo oscuro, sin poder escuchar o sentir nada. Me sentí conmocionada y miserable. Al mismo tiempo, mi curiosidad había estado despierta. ¿Cómo otros participantes habían podido percibir imágenes tan maravillosas en sus corazones, y yo no pude?

Para mi sorpresa, sin embargo, me tomó varias sesiones de TCE con Anne con el fin de ponerme en orden con mi corazón. "Mi corazón, te siento", Anne me sugirió. Nada —no sentí nada. "¿Cuando tu diriges tu atención hacia tu corazón, que sientes?" Este era su siguiente intento. Sólo pude ver un hoyo oscuro. "Oscuro hoyo, ¿qué puedo hacer por ti?" "Deja que la luz entre a mí, el hoyo dijo. Pedí por luz y percibí cómo la luz llenaba el hoyo en mi pecho. Finalmente, encontré el acceso a mi corazón.

Durante nuestra siguiente sesión, el hoyo en mi pecho llegó a ser una pequeña capilla. Después se convirtió en una enorme y bella catedral donde todos mis ancestros, todos mis parientes, y todos mis amigos estaban sentados uno seguido de otro. Los vitrales de las ventanas de la catedral eran especialmente bellos. A través de ellos, la luz de todos los colores del arco iris inundaba la nave. Después había llegado a poder ver mi corazón internamente, pude sentirlo. Pude percibir el latido de mi corazón y sentí un calor confortable radiante en medio de mi pecho.

Miedo a la Quimioterapia

Una clienta, Alicia, preguntó por una sesión de terapia de apoyo. Había sido diagnosticada con cáncer de mama seis semanas antes. Siguiendo eso, había pasado por una cirugía y estaba programado que empezaría su quimioterapia dentro de una semana. Estaba preocupada por las infusiones que estaba por recibir y sus potenciales efectos.

Después de decir las palabras: "Mi miedo, te siento", dijo, "Mi miedo no solo está en un lugar – puedo sentirlo a lo largo de mi cuerpo. No se para tampoco, pero se mueve por todo mi cuerpo". Aunque el miedo de Alicia no asumió una figura concreta, sino que más bien se mantuvo como una especie de niebla difusa, ella podía estar en contacto con su miedo. "¿Mi miedo, qué puedo hacer por ti?".

"Puedes prepararte para las infusiones" su miedo replicó.

"Miedo, ¿cómo puedo prepararme? En este tiempo, la respuesta consistió en una palabra, "Reza".

"¿Cómo puedo rezar? ¿Qué debo pedir? Otra vez, la respuesta llegó muy rápido, "Soy uno con Dios".

Se suponía que debía repetir esas palabras, una y otra vez cada día y sentir las vibraciones de esas palabras en su cuerpo. Alicia quiso implementar la sugerencia ya durante la sesión. Repitió varias veces las palabras "Yo soy una con Dios", y reportó que había sentido los efectos del rezo en su cuerpo, "Me siento completa". Se sorprendió de lo sencillo del proceso. Las palabras "Yo soy una con Dios" le habían creado un sentimiento de totalidad en su cuerpo que fue sacudido con cáncer.

Alicia tomó sus infusiones pero ya no les tenía miedo. Los efectos secundarios de la quimioterapia, también, eran manejables. Aunque Alicia no tenía casi cabello en su cabeza, casi no estaba molesta por los problemas gastrointestinales. Ella consigo misma estaba sorprendida de que tan bien había tolerado la quimioterapia.

Rabia

Un terapeuta nos contó lo siguiente:

Jaime vino a mí y me preguntó por la sesión de apoyo terapéutico con el fin de ayudarlo a lidiar con su ira. "Algunas veces, puedo estar tan enojado pero no puedo mostrarlo. Acabo por días sintiendo la rabia dentro de mi, hasta que lentamente se va".

Le pedí que repitiera las palabras, "Mi rabia, te siento" y el lo hizo. "Perdón, pero no puedo ahora mismo sentir rabia, cuando me lo pide. De alguna manera, no puedo sentir ninguna rabia ahora en mi cuerpo". "¿Dónde está tu rabia ahora?" pregunté yo. "Bien, si tu me preguntas así, lo correcto en frente de mí, delante de mi cara". Esto es muy interesante. "¿A qué se parece tu rabia?" "A mi mismo. Es como si hubiera dos yo, uno dentro de mí y el otro en frente de mi cuerpo." "Esto es divertido. "¿Estas diciendo que tu rabia está enfrente de ti y te mira a ti?" "Si". Por qué no dice, "Mi rabia, te amo." Jaime repitió mis palabras. "Eso es aún más divertido. La rabia inmediatamente entró. Ahora está dentro de mi, y la puedo sentir. Es caliente y roja y permea cada célula." "Mi rabia, ¿qué puedo hacer por ti?" "Quiero que me sientas." la rabia respondió. "Ahora está bien, me puedes dejar ir" "Mi rabia, te agradezco y te dejo ir amorosamente." Jaime se quedó quieto. Derramó un par de lágrimas.

Después de un periodo largo de silencio, finalmente dijo, "Tuve un amigo con quien realmente estaba enojado. Murió recientemente, y nuestro conflicto no se había resuelto. Ahora de repente estoy en duelo por él, e incluso tuve que llorar y realmente nunca lo hago. Gracias"

Corazón a medias

La siguiente historia muestra el grado en el cual la recuperación y la curación son posibles en todos los niveles, siempre que admitamos y aceptemos a nosotros mismos y nuestros sentimientos.

Un terapeuta nos relata a continuación:

El Sr. P., de 60 años, de buen ver, músico de altura, llegó a mí porque sufría de una terrible cabeza agripada. Para ser más precisa, su nariz fluía sin cesar, sus ojos estaban rojos y llorosos, y su voz era ronca. "¿Puedes hacer algo contra las alergias?" preguntó. Dije si. "Déjame tratar". Durante la primera sesión de apoyo terapéutico, su nariz estaba hablándole y le hizo unas pocas sugerencias, que sin embargo le dieron poco alivio después de una semana.

Durante la segunda sesión, su corazón comenzó a hablar de repente y de forma totalmente inesperada. "Estoy sufriendo porque solo la mitad de mi está aquí", dijo. "¿Qué puedo hacer por ti?" "Complétame", respondió. Le preguntó si sabía lo que la mitad de su corazón significaba para él. Sus lágrimas se convirtieron en sollozos. "Por supuesto, lo sé. Hay una historia de mi juventud que no he compartido con nadie, pero te la contaré. Quizás esto ayude a mi corazón," dijo, lleno de esperanza. "Tenía 16 años, mi maestra de música tenía 24, y nosotros estábamos profunda y apasionadamente enamorados el uno del otro. No había sexo. En lugar de eso, había largas conversaciones. Escribíamos poemas y lírica que poníamos juntos a la música. Hacíamos música juntos durante horas y horas. Estábamos en la misma "frecuencia", y nos entendíamos uno al otro la mayoría del tiempo sin palabras. Nuestro amor creció fuerte y muy intenso todo el tiempo. Mis padres, quienes estaban completamente en contra de la relación, me enviaron a un internado suizo sólo antes de que cumpliera los dieciocho años. En eso días, no había ni teléfonos celulares ni internet. Supe después que las cartas que mi maestra me escribía habían sido interceptadas. Después que me gradué de la escuela superior, asistí a la Universidad en una ciudad lejana. Mi maestra y yo nunca nos encontramos otra vez. Sospecho que mi padre la amenazó con demandarla. Desde entonces, mi corazón se mantuvo cerrado. Viví mi vida como músico exitoso y me mantuve solo. Nunca me casé, y no tuve hijos".

Durante nuestra siguiente sesión, el Sr. P. me contó que en su último sueño, había encontrado a su maestra de música de nuevo. Me preguntó si no sería una buena idea tratar de encontrarla. Le sugerí que hiciera la TCE en ese instante, también. Pudo imaginar a su maestra y trató de establecer contacto con ella en su mente. La maestra apareció ante sus ojos interiores. `¿Qué puedo hacer por ti?` comenzó el la comunicación. En respuesta, gentilmente la maestra colocó su mano sobre su roto corazón y cantó una canción que los dos juntos habían compuesto. El Sr. P. estaba profundamente conmovido.

Cuando el Sr. P. apareció para su siguiente sesión de TCE, inmediatamente me dijo que había encontrado su vieja maestra de música bajo su apellido de soltera en el directorio telefónico de su antiguo pueblo. Sin embargo, no se atrevió a llamarla. Otra vez, la TCE fue útil: Durante nuestra sesión de terapia de apoyo, su corazón le dio un mensaje. El lo apuntó y mandó una carta a su maestra. Tuvo su respuesta en pocos días después. Hablaron por teléfono y se encontraron. Se contó uno al otro acerca de sus vidas. Sus corazones se abrieron, pudiéndose restablecer de su viaja cerradura y ahora podían ser amigos.

El Sr. P participó en total en diez sesiones durante las cuales su corazón cada vez más pudo sanar.

Después de un año, el corazón del Sr. P estaba completamente sano otra vez, y encontró a una mujer. Se enamoraron y viven juntos desde hace ocho años. Las alergias del Sr. P –la razón original de su primera visita - ya no regresaron.

Campo Mental

La transformación del miedo

El miedo es un problema que frecuentemente llega a la TCE. Como es el caso con el dolor, en muchas diferentes formas el miedo hace su aparición, desde preocupaciones y ansiedades menores sobre el miedo escénico hasta miedos existenciales, fobias, o aún el miedo a la propia muerte.

Yo (Susanna) les contaré ahora un pequeño episodio de miedo en mi propia vida:

Algunas veces me preocupo por mis finanzas. Estaba teniendo otro de esos días, el estado de cuenta no parecía especialmente atractivo, el pago del seguro se venció, y el auto de mi esposo había sido robado el mismo día. Realmente tengo planeado todo acerca de mi dinero y los miedos por sobrevivir. No podía contactar ni a Ana ni a una amiga Americana Patricia, decidí llevar a cabo una sesión de TCE por mí misma. "Mis preocupaciones de dinero, las siento". Estaban localizadas en mi espalda y hacían mucha presión en mi espina. Luego una voz dijo, "Realmente no tienes preocupaciones de dinero, pero lo que sientes aquí es tu responsabilidad del dinero. Estás tomando estas cosas muy seriamente y les das demasiada importancia."

De repente, una imagen surgió en mi mente: la primera oficina de mi padre. Mi padre asesor fiscal y tenía una enorme fichero negro en su oficina. A la edad de seis años, ese viejo enorme fichero me parecía gigantesco. Vi claramente que mi "responsabilidad del dinero" estaba relacionada con mi padre. La responsabilidad del dinero y mi padre estaban conectadas, y ahora existía la oportunidad de desconectarlas. Primero le di la bienvenida a mi padre, "Papá, te doy la bienvenida. Te amo". (Mi papa ya estaba muerto hacía treinta años). Pude reconocerlo vagamente, pero estaba sonriendo. Entonces hablé con la responsabilidad al dinero, "Gracias, ¿qué puedo hacer por ti?" Me respondió, "Ríndete a la corriente de la vida" Estaba tan conmovida que comencé a llorar.

Cuando era niña, mi padre frecuentemente me decía, "El río fluye más rápido en medio de la corriente", y el siempre me aconsejaba permanecer en medio y dejarme a mí misma llevar a través de la corriente de la vida. Durante los siguientes días, medité repetidamente con la afirmación "Ríndete a la corriente de la vida", y por mi gran satisfacción mis miedos financieros desapareciéron.

Conversación en una TCE

Un colega me contó:

Soy psicóloga. Una mujer llegó a verme a mi práctica. Había estado trabajando como personal de ventas y había sido asaltada varias veces en su trabajo. Quería un consejo profesional. Hacía tiempo que ya no se sentía capaz de trabajar como mujer de ventas. Ese día particularmente, había tenido muy mala imagen. Esta había sido activada porque en realidad le habían ofrecido un trabajo de ventas en una oficina de empleos. Sentía presión de aceptar esta posición y tenía terribles pesadillas. No había podido dormir varias noches.

Durante la sesión, le hice la pregunta de cual sentimiento estaba dominando a la cuestión focal. La mujer respondió rápidamente, "Miedo en su vientre". Inmediatamente, comencé a aplicar la TCE,

"Ahora puedes decir, "Mi miedo te siento". Fácilmente agregó. "Miedo, está bien que te muestres, tan claramente", "Miedo en mi vientre, te acepto amorosamente", "Miedo en mi vientre, hay algo que pueda hacer por ti?". Su vientre dijo en voz alta y claramente, "Nunca jamás quiero ser atacado otra vez y sufrir de miedo a la muerte. No quiero trabajar como mujer de ventas. No voy a hacer eso."

Durante el transcurso de la conversación de TCE, la mujer pudo ver claramente que el miedo en su vientre tenía sentido. Quiso protegerla contra el riesgo de ser asaltada cuando trabaja como mujer de ventas. Incluso fue capaz de agradecerle a su miedo. Al final, se sintió mucho mejor y estaba absolutamente segura que sería lo mejor para ella no aceptar el trabajo en ventas. Había sido la experiencia que con el método de TCE pudo trabajar en el contexto de una conversación.

Cuando nos separamos, le di dos recomendaciones a mi cliente, concretamente que encontrara una orientación profesional y tratara su miedo a través de una sesión de terapia de apoyo TCE.

Miedo a perder el control

Antje llegó a TCE porque estaba preocupada por años de que podía perder el control y posiblemente hacerse daño. Antje dijo que no era una persona particularmente creyente y que no fácilmente creía en las promesas que le hacían ciertos terapeutas. Sin embargo, había aprendido que la TCE la dejaba decir "para" en cualquier momento de su elección; por lo que estaba lista para tratar con este método.

Después de la introducción, durante la cual Antje había podido relajarse, la pregunta "¿Hay algún sentimiento que puedas percibir? Le contestó la ansiedad en el área de su pecho. Se le pidió que dijera en voz alta, "Mi ansiedad, te siento". Su ansiedad se incrementó inmediatamente y se extendió a lo largo de su cuerpo. "Mi ansiedad, bienvenida. Gracias por mostrarte". Una sonrisa apareció en su cara; la sorpresa de conceder aún más atención al miedo en vez de atacarlo o despedirlo era evidente. Ahora Antje debía decir a su emoción, "Mi ansiedad, te acepto amorosamente". El pánico se propagó, y su cuerpo entero estaba en un estado de turbulencia. Antje estaba experimentando el miedo a la muerte –pensó que iba a morir.

Su terapeuta de apoyo se sentó tranquilamente cerca de ella, compartiendo con todo su amor con la plena confianza de que estaba acompañando a Antje a través de una tormenta violenta que con el tiempo se calmaría. Posteriormente, Antje describió la sesión en sus propias palabras como sigue:

"Estoy cayendo, cayendo, cayendo, hacia atrás –dentro de un abismo, tan rápido y tan rápido, a una terrible velocidad. Es horrible, todo es negro. No hay parada. Estoy atemorizada de golpear el fondo. Tengo miedo de morir. De repente, hay un movimiento, me doy la vuelta de modo que caigo hacia adelante. Esto disminuye mi velocidad aterradora. Ahora estoy gentilmente flotando y volando. Debajo de mi, la escena es serena y hermosa. Juego con el viento y trato de dar vueltas a la derecha y a la izquierda.

De repente, noto que Dios esta sonriendo como mirándome. Estoy moviéndome despacio. Me ama. Cuida de mi. Me envía a sus ángeles quienes forman un círculo alrededor de mi y me acompañan en mi vuelo. Me siento segura. Digo, "Mi sentimiento de seguridad, te siento", pero, extrañamente, solo está en mi cabeza y de alguna manera es incapaz de entrar a mi cuerpo. Entonces mi vientre propone dejar caer sal en mi ombligo, y eso calienta todo mi abdomen.

De repente, más angeles aparecen y me protegen. Se sientan alrededor de mi, y cada ángel pone su mano en mi vientre. Mi corazón se mueve y me alegro de que lleguen los ángeles. En el círculo de ángeles, me permiten irme. Junto con ellos, puedo controlar mi cuerpo desde ahora."

La TCE como medida de acompañamiento a la Quimioterapia

El siguiente ejemplo demuestra como la TCE puede ser aplicada en el proceso en toma de decisiones. Por otra parte, nos muestran que la medicina moderna y la TCE pueden apoyarse mutuamente.

María había recibido su diagnóstico de cáncer hace pocos meses. Había sido tratada con la terapias de medicina tradicional, llamadas cirugía y radiaciones. Ahora se enfrentó a la decisión: Quimioterapia, ¿si o no?. "Eres médico. ¿Qué opinas de la quimioterapia? ¿Ésta terapia hace más daño en vez de ayudar?" preguntó. Mi respuesta fue, "María, no voy a responder esta pregunta, pero te ayudaré a encontrar en tu alma la respuesta correcta para ti".

Durante la primera sesión de terapia de apoyo, le pregunté que visualizara su siguiente visita a la clínica de cáncer donde la quimioterapia tomaría lugar. Debes de tratar de imaginar todo exactamente: Su hija quien la acompañaría, con unas lindas pinturas sobre la pared, música suave, luz tenue, las enfermeras amigables y apacibles. María podía imaginar todo muy claramente y se sentía muy apoyada y segura. Ahora le pedí que visualizara los frascos de infusión y que imaginara cómo la enfermera aplicaría la infusión. La expresión facial de María y su lenguaje corporal cambiaron dramáticamente. Su sonrisa desapareció. En lugar de estar relajada se tensó.

Yo: "María, ¿qué es lo que sientes ahora?"
María: "Puedo sentir como el veneno se infiltra en mi brazo y me lastima"
Yo: "María, da la bienvenida al veneno en tu infusión".
María: "Veneno, te doy la bienvenida y te agradezco que trabajes para mí. Te amo.
          ¿Qué puedo hacer por ti? Sabes qué, Susana, no vas a creer esto, pero el veneno en realidad me habla".
Yo: ¿Qué te dice?
María: Me pide que le ponga atención al veneno, en lugar de reprimirme o
          sofocarme.
Yo: "María, haz lo que el veneno te manda.
María.   "Veneno, estoy atenta a ti y a tu fuerza. Ahora el veneno responde.
          Dice "ábrete completamente a mi así podré fluir a través de todo tu cuerpo y llegar a todos los rincones y tocar cada una de las células de cáncer.'".
Dije: "María, atrévete y haz exactamente lo que te pide hacer".
María   "Veneno, estoy abriéndome completamente a ti".

Yo:	"María, ¿qué es lo que siente ahora?"
María:	"Fluyendo calor y luz. En realidad siento luz. Se siente caliente y bueno, pero estoy también un poco ansiosa porque en realidad siento como estoy permitiendo que arañas rastreen mi cuerpo. Se siente repugnante, pero al mismo tiempo, sé que esas arañas destruirán mi cáncer. A propósito, solo tengo una fobia en mi vida —¡el miedo a las arañas!
Yo:	"María, bienvenido tu miedo: "Hola mi miedo a las arañas, ¿qué es lo que puedo hacer por ti?
María:	"Mi miedo me pide transformar la imagen de las arañas. ¿Cómo debo hacer esto?"
Yo:	"María, por favor di la siguiente frase en voz alta, "Pido ayuda y guía con el fin de trasformar la imagen de las arañas."

María siguió mi sugerencia. Así la describió como sigue, "La situación ha cambiado completamente. Ahora puedo ver y sentir como la nieve blanca, luz caliente fluye del frasco de la infusión dentro de mí. Se siente calmante, confortante, saludable - y acertado." La cara de María se puso visiblemente más suave, y se hundió en un profundo estado de relajación.

Después de un rato, habló otra vez, "El blanco, la luz caliente había sido transformada en la imagen del dedo índice de Dios. He visto el dedo índice de dios en mi cuerpo. Pero sobre todo, he visto este dedo en mi cerebro. Tengo miedo de la metástasis en mi cerebro, pero ahora el miedo se fue.". Después de estas palabras, María cayó en un sueño profundo y relajante. Despertó después de cuarenta y cinco minutos sin hacer el menor movimiento. Sus ojos también estaban calmados. Al despertar, se sintió fresca y muy relajada. Dijo que estaba aún en espera de la siguiente quimioterapia porque tenía cierto conocimiento dentro de ella que la quimioterapia era la mejor decisión.

Dos años después de su quimioterapia, María estaba haciéndolo bien. Había podido trabajar medio tiempo y preparar la boda de su hija.

Bloqueo a la creatividad

La Sra. F que nada le gustaba más que dibujar y pintar. Tan pronto había utensilios de pintor en frente de ella, sin embargo la vencieron los miedos y se sentía completamente bloqueada. Ella y su terapeuta de soporte se sentaron juntas en una mesa con un cuaderno de dibujo y colores. Después de la frase introductoria de relajación, se le pidió que repitiera la frase, "Mi bloqueo que dificultas mi creatividad, ¿qué puedo hacer por ti?" La Sra. F dijo, "El bloqueo no quiere hablar, pero tengo una extraña sensación en mi mano derecha que quiere escribir algo". Tomó un lápiz de color y empezó a dibujar con los ojos cerrados. Cuando abrió los ojos otra vez, empezó a llorar espontáneamente. –un hermoso ángel estaba mirándola amorosamente desde el cuaderno de dibujo. Después le dijo a su terapeuta de soporte que su sueño de hace muchos años de producir la imagen de un ángel se había cumplido.

Mientras hemos dirigido el arte de dibujar y pintar en esta historia, se debe entender como aplicar la TCE en cualquier bloqueo a la creatividad, por ejemplo, en deporte, dislexia, matemáticas o la inhabilidad musical, danza o aún para cocinar.

El Campo Espiritual

Miedo al cambio

Lisa tenía miedo al cambio. Preguntó a su miedo al cambio, ¿Qué puedo hacer por ti? y su miedo le respondió. "Déjalo ir completamente, déjalo ir todo. En primer lugar, a pesar de todo deja todas tus conviccións." Después de algunas dudas iniciales, Lisa dijo con fuerza y valentía, "Me permito dejar todos mis patrones de pensamiento" Después de haber pronunciado esta frase, este permiso, el campo energético de Lisa cambió drásticamente –como si su cuerpo se convirtiera en una batería que estaba incesantemente enviando altas frecuencias de energía. Lisa no podía sentir ya su cuerpo. No sentía el espacio y el tiempo desde que estaba en un mundo diferente. Nos dijo que había dejado nuestra galaxia y que se estaba moviendo hacia otras galaxias. Al final de nuestra sesión, Lisa sintió que había regresado a su cuerpo y nos dijo "Ahora me siento completamente a salvo y puedo con alegría anticipar todos los cambios en mi vida".

El Camino

Un cliente nos relató lo siguiente:

Todo empezó con Susanna en un seminario de TCE. Fue entonces que empecé mi camino –el camino hacia mí misma, a mi profunda artista filósofa–el camino hacia la vida, y el camino del Peregrinaje de San Juan.

Durante nuestro primer encuentro, la amorosa sesión de terapia de apoyo abrió una puerta dentro de mí y me ví a mi misma, mi profunda niña, mi pequeña Kristin, a quien nunca había conocido pese a que estaba viviendo en mi corazón. Me puse en contacto con mi profunda niña interior y la escuché. Con el apoyo de Susanna estaba disponible para superar mi miedo y resistencia, y hablar con esa niña. De repente, la pequeña Kristin se sentó ahí, preguntándome – o mejor, diciendo acusadoramente –"¿Dónde has estado todo este tiempo?" Al principio, estaba un poco reacia de hablar con ella, pero después de un rato se hizo más fácil. Durante esta sesión, abrí en mi imaginación la puerta verde de un departamento y me fui hacia mi pasado. En el camino, pasé tragedias familiares kármicas, esquizofrenias, suicidios, aislamiento y mucho dolor.

Después del tratamiento, Susanna me pidió que hiciera una tarea cada noche, "Trata de estar en contacto con la pequeña Kristin por un par de minutos". Hasta que pude hacer esto, la pequeña siempre está conmigo. La puedo sentir dentro de mí, especialmente cuando estoy pintando. También llevo una imagen de mi misma como niña viajando en mi cartera, así no me olvidó de mí misma".

En julio de 2007, me aventuré en el camino de San Juan. Caminé 750 kilómetros en un período de seis semanas. Después de seis años de depresión, cuando había perdido toda la esperanza y ya no quería vivir, quise redescubrir y cambiar mi alegría de vivir. A veces descalza, estoy caminando a través de la tierra de España. El calor que mis viejas células usadas, y tres litros de agua cada día lavan mi negatividad. Al final del camino, soy una persona cambiada.

Susanna me preguntó cómo la TCE había cambiado mi vida. La TCE me dio la idea de aventurarme en el camino de San Juan donde redescubrí la fuente de mi fuerza. El viaje trajo un gran proceso de transformación a mi. Diez años de psicoterapia, las estancias hospitalarias lograron menos que lo que el camino de San Juan pudo darme en seis semanas. Nuestra madre María siempre está presente con su amor. No apareció como una visión, sino más bien en la forma de gente quienes querían unirse en el camino, quienes me traían regalos, y quienes sentían amor conmigo. En realidad es casi imposible escribir acerca del camino de San Juan. Pero si hay algo en común entre el camino y la TCE, sería que ellos salvaron mi vida.

Interpretación de los sueños

Existe un sin número de interpretaciones del significado de los sueños y varios libros que tienen que ver con el tema. La TCE nos habilita para entrar al simbolismo de los sueños y continuar soñando durante la sesión de terapia de apoyo. Sólo por mencionar un ejemplo, en su sueño, la Sra. H. fue picada por un gran insecto y despertó con el corazón latiéndole rápidamente. El sueño la siguió por días hasta que finalmente pidió una sesión. En un estado de relajación, recordó su sueño y pudo ver otra vez al insecto. Tenía que establecer contacto con esto. "Insecto, te amo. ¿Qué puedo hacer por ti?" Apenas había pronunciado estas palabras, cuando el insecto se transformó en una sabia hada y le comunicó mensajes que le parecieron muy importantes.

Caminando al otro lado

Un participante nos contó lo que sigue:

Susanna mostró la TCE durante uno de nuestros encuentros de "Sanación Alternativa". Estaba impresionada de lo que se nos mostró ahí. Este método pereció penetrarme en todos los niveles de resistencia y defensa. Toda la introducción del seminario, sin embargo, fue para mí un poco angustiosa. Por lo tanto, me tomó un poco de tiempo participar en uno de sus seminarios. Aún el día del seminario, me sentí insegura y ansiosa.

Durante el seminario, entonces personalmente experimenté una sesión de TCE. Susanna dio una introducción con su voz en calma, y después de un rato, me sentí muy relajada, y un poco como en un sueño profundo despierto. "¿Qué sientes? – la pregunta venía de lejos. Tuvo que agregar, "Hablar es fácil" antes de las palabras "Huelo éter" formado dentro de mí. Sorprendida, se abrieron mis ojos y miré alrededor, pero nada había cambiado. Susanna no olió el éter –el cual era algo molesto. Pude percibir el olor claramente, y me preocupó, posiblemente me recordó una amigdalotomía cuando era niña o el olor de mi mamá, quien era anestesióloga.

"Hola, mi miedo, te siento. Bienvenido, y gracias por estar aquí. Te acepto amorosamente". ¿Qué puedo hacer por ti?" el miedo dijo, "Muere". Entonces dije, "De ninguna manera". Esta fue probablemente una respuesta incorrecta. Susanna solicitó apoyo del guía superior, lo hice. Mi voz interior habló y me dijo que confiara y me dejara ir completamente.

Como el olor del éter aumentaba fuertemente, mi corazón comenzó a palpitar. No era solo una percepción. En realidad estaba apresurado. Susanna debió de haberlo sentido o visto porque puso su mano en mi corazón –agradecidamente. Esto me ayudó de alguna manera. Estaba pensando que podía tener un ataque al corazón. Pensé que iba a morir. Dejé de respirar. No hubo resistencia, ni lucha. Cuando mi mente habló me dijo, "No estás respirando," Oí la orden de Susanna al mismo tiempo, "Kristin, sigue respirando!". Y es lo que hice –querida! Mi mente dijo:"Oh, ninguna lucha por aire – que extraño". Poco después, vi algo antes de mi ojo interior que describiría como agua. Era agua que se movía como pequeñas olas a través del vaso. Era magia pura – como un velo de agua deslizándose a través de una grieta. Traté de expresarlo con palabras lo que había visto. Simplemente fue muy hermoso.

Susanna preguntó, ¿qué hay detrás de la grieta? ¿Qué está del otro lado? Respondí que no sabía. Tenía miedo de pasar a través de la grieta incluso de tratar de mirar a través de esta. Otra vez me animó pidiendo guía y apoyo, y lo hice. Mi voz interior estaba otra vez conmigo y me dijo, "Pasa a través". Fui hacia la grieta. Era celestial. Completa paz. Nada –ningún sonido, ni colores, nadie estaba ahí, sólo vacío, carente de miedo. No había miedo en absoluto. Describí este estado. Susanna me señaló que ahora podría hacer todas mis preguntas. Sabía que iba a obtener las respuestas correctas –lo cual hice.

Esta experiencia me movió profundamente. Nada ha permanecido igual desde entonces. Mis temores se han vuelto menos, y he decidido caminos más tranquilos. Es más fácil para mi dejar de lado las preocupaciones y necesidades. Me siento menos importante para otros y más importante para mi mísma. He llegado a ser más honesta y estoy más interesada en aprender cómo la comunicación realmente funciona. Estoy aprendiendo a tener mejor escucha, con todo mi ser. Calmo mi intelecto con el fin de percibir mejor con mi voz interior. Estoy cuidando mejor de mi cuerpo. Estoy aprendiendo la diferencia entre lo que es más o menos significativo para mí, y la importancia relativa de las cosas en mi vida.

La TCE en el contexto de apoyo a pacientes terminales

Un terapeuta nos narra de la siguiente manera:

Ernst tenía sesenta años de edad cuando nos encontramos. Había estado sufriendo de cáncer por tres años y sospechamos que se acercaba al final de su vida. Había vivido en su "casa de sueños" en Britania. Me pidió que lo acompañara en el último tramo de su jornada de vida.

Cuando llegué, vi a un hombre delgado que difícilmente podía caminar. Estaba débil. A pesar de tomar morfina, estaba tan débil por sus dolores que no podía sentarse ni acostarse, pero estaba agachado en una silla. Su mente estaba perfectamente clara –e incluso le gustaba bromear.

Después de nuestra primera sesión, había podido dormir seis horas –un record -no había estado durmiendo durante más de dos horas últimamente, debido a sus dolores. Después del tercer tratamiento, pudo comer comida sólida, y después de la sexta sesión llegó corriendo a las sillas de su jardín e hizo un bosquejo para ampliar su casa. Durante un período de varios días, hemos sido capaces de prolongar los períodos entre la toma de la morfina, lo que le permitió manejar con una menor cantidad su medicación de analgésicos.

Durante el doceavo tratamiento, se puso en contacto con su cabeza y me describió lo que pudo ver. El interior de su cerebro parecía como una nave espacial. Computadoras, interruptores, controles, pantallas de visualización y aparatos de medición llenaban el cuarto. En el centro había un dispositivo de control de gran tamaño con una sólo aguja como indicador. Ernst sabía el propósito del dispositivo: media su vida útil.

"La aguja está prácticamente apuntando a la muerte", dijo Ernst.

"¿Puedes mover la aguja?" pregunté.

Si, puedo moverla exactamente en medio de la posición entre la vida y la muerte", Ernst contestó.

Me propuse darle la oportunidad de averiguar si quería decidir sobre la vida o la muerte y me retiré durante tres días. Independientemente del resultado de su decisión, tenía mi apoyo total.

Cuando nos encontramos después de tres días. Dijo, "Me temo que he decidido contra la vida."

Seis días de mi estancia de tres semanas permanecieron, y nos la pasamos tranquilos. Sus dolores ya no eran tan largos y predominantes. Nuestras sesiones fueron breves y calmadas – sabía que iba a morir. En la víspera de mi partida, me describió una sensación de estallido en su hígado. Dejó de respirar durante la noche antes de mi partida –solo como eso.

El acompañamiento con personas que van a morir no necesariamente significa salvarlos o prolongar sus vidas. Lo que importa es permitir que mueran con dignidad, conscientemente, y en paz con ellos mismo y el mundo, y con poco dolor si es posible. La TCE es una gran ayuda en este sentido.

Todos los campos

La pianista

La TCE nos muestra en sí misma ser especialmente efectiva cuando es aplicada regularmente y durante largos períodos de tiempo. Con el siguiente ejemplo, me gustaría relatar la prolongada transformación de la depresión.

Además, el ejemplo demuestra la variedad de áreas de aplicación para la TCE. El cliente en cuestión se estaba enfrentando a una multitud de problemas en diferentes niveles. Con la ayuda de la TCE, todos sus problemas pudieron ser manejables y remediados.

La Sra. P., es una pianista sobredotada, de treinta y siete años. Su extraordinario talento radica en el hecho de que su arte parece no conocer límites: puede tocar un enorme repertorio en su piano, que van de lo clásico al jazz y los Beatles. Tiene un contrato fijo con una orquesta y vive sola. Pasó la mayor parte de los tres últimos años escribiendo una ópera junto con una amiga y colega.

Cuando llegó, estaba severamente deprimida. Se había quedado sin ideas creativas y tenía un gran altercado con su amiga y colega. Parecía como si lo de la ópera no fuera a materializarse. Adicionalmente, desde su niñez ha estado afligida con una leve parálisis de su pierna derecha – algo que sus padres describen como consecuencia de polio –una condición que había estado incrementándose en dolor. Había, además, otro síntoma que, en mi opinión era mucho más serio: Por las noches, la Sra. P. se despertaba con ataques repentinos de miedo a la muerte. Le pedí a la Sra. P. que llevara un diario de nuestras sesiones. Los siguientes son algunos extractos de ese diario. Los comentarios que fueron hecho por mi (Susanna) aparecen en itálicas.

Primera Sesión

Esta ha sido mi experiencia de los pasados meses: Quiero llevar a cabo un proyecto, pero todo lo que he invertido se va. Estoy construyendo con el lado izquierdo, mientras todo se va de mi lado derecho – todo se convierte en polvo. Quizás existe un lado en el que me saboteo a mí misma.

Durante la primera sesión llegué a tener contacto con mi resistencia. Estaba a la mitad de mi lado derecho de mi cuerpo y ha sido mi protector. La resistencia me ayudó a sobrevivir cuando era niña. La resistencia, además de buscar mi sobrevivencia me permitió buscar mi propio camino. Ya a una edad muy temprana, llegué a ser muy amiga de "enemigos" de mi padre. Siempre me había sentido atraída por lo todo lo que no se ajusta, a todo lo que representa resistencia. Esto, sin embargo, también significó que nunca encuentro un lugar donde sentirme en casa.

Era posible agradecer a la resistencia de todos sus esfuerzos. La resistencia podía ser amada por esto y por lo tanto llegar a transformarse en una resonancia que fluya libremente.

Después de la frase: Mi depresión, ¿Qué puedo hacer por ti? La depresión hizo varias peticiones. Una de ellas fue: "Necesitas más luz, más luz del día, trata de encontrar un departamento luminoso." La Sra. P tenía varios cuestionamientos lógicos, principalmente de carácter financiero, contra un apartamento con mayor luz y posiblemente mayor. Sin embargo, ella estaba dispuesta a "mirar alrededor" y ver si un apartamento con mayor luz llegaría a estar disponible en algún lugar.

Segunda Sesión

La Sra. P está en crisis y percibe que están sucediendo varios movimientos internos.

Estoy contándole a la Dra. Luebcke de mis miedos nocturnos a la muerte. Con frecuencia relativa entro en estados de pánico durante la noche en la cual apenas puedo encontrar la salida. El miedo está localizado en el centro de mi pecho. Existe un área de nadidad en ese lugar, una cavidad, un cuarto vacío, un hoyo negro. Hace años tuve la sensación de que una bomba había explotado allí a la derecha. La Dra. Luebcke me pidió que me acostara. Colocó su mano en medio de mi pecho, y podía sentir cómo el calor comenzó a llenar el espacio vacío del chakra del corazón. Me pidió que me mantuviera en contacto con el agujero negro y preguntara: "Espacio vacío, ¿Qué puedo hacer por ti? Mi ojo interior me dejó ver una entrada en el chakra del corazón que correspondía a un espacio abierto al final del chakra del corazón. Un canal conectaba ambas aberturas. Me di cuenta de que esto tenía que ser el camino de una bala. Un niño en cuyo pecho un soldado había puesto la pistola, apareció ante mi ojo interior. El mundo explotó cuando el soldado jaló el gatillo, pero no pude sentirlo.

Basada en nuestra experiencia con tales imágenes horribles y drásticas podemos decir que tales imágenes no tienen que ser "revividas" con el fin de ser eficaces. Si el cliente debe entrar en un estado de ansiedad o alterado, las siguientes imágenes serían de ayuda: "Estoy contigo. Estamos viendo imágenes profundas que no son reales. Estas presente en este cuarto, en este sillón, y estoy contigo". Si esto no le ayuda trata de decir: "Imagina que estás flotando por encima de la situación; solo eres un observador y no un participante."

La Dra. Luebcke me pidió que le preguntara al soldado que podía hacer para mi. Quería ser perdonado. Entonces lo perdoné, envolviéndolo con luz y amor hasta que se disolvió e hizo lo mismo con el niño hasta que la imagen se disolvió.

Tercera Sesión

Increíblemente, mis ataques nocturnos del miedo a morir han parado desde la última sesión. Aunque mi sueño todavía tienda a ser interrumpido. –frecuentemente me levantó entre las cuatro y cinco en punto en la mañana –el despertar en un estado absoluto de pánico y desorientación ha parado, al menos por el momento. Adicionalmente, la instrucción de la Dra. Luebcke para que constantemente reactive mi confianza es útil. Las afirmaciones "Yo confío" o "Alegría de Vivir, te doy la bienvenida" me ayudan a travesar estos días difíciles.

Le dije a la Dra. Luebcke acerca de mi amiga y colega Sofía con quien he estado trabajando por años sobre un "cuento musical", como le llamaremos –una ópera. Mientras más nos acercábamos a la realización de nuestros planes, las más intensas luchas de poder aparecieron. No era posible tener conversaciones largas. Sólo intercambiábamos acusaciones y éramos incapaces de discutir cómo la crisis externa ha encontrado su camino en nuestros corazones. Por el contrario era cierto: había un sentimiento de fracaso y la muerte inminente y radical de una amistad.

La Dra. Luebcke pidió que cerrara los ojos, para ponerse en contacto con su guía superior, bienvenida mi amiga con un corazón abierto y le preguntó que podía hacer por ella.

Naturalmente, esperábamos una comunicación oral de la amiga hasta este punto. La TCE, sin embargo, nos ha enseñado estar completamente abiertos y sin prejuicios y a aceptar toda clase de respuestas.

En respuesta, mi pierna izquierda, la que había sido afectada por la polio durante mi infancia, comenzó a dolerme.

La respuesta del cuerpo en la forma de un sentimiento es algo verdaderamente auténtico y directo, sin alguna previsión. Aunque esto es doloroso para la Sra. P. nos complace que su cuerpo se este comunicándose con ella, de alguna manera tomándola de la mano y diciendo: "Ahí es adónde caminaremos adelante juntos".

Mis imágenes interiores me llevan de vuelta a la aldea donde crecí. Puedo ver las praderas idílicas y el castillo. Tengo tres años. Entonces puedo ver la recámara de mis papás y la mía, cercana a la de ellos, la cual comparto con mi hermano. Mientras estoy dormida, una gran nube oscura está de repente arriba de mí. Esta penetra mi cuerpo y eclipsa cada célula en mi cuerpo. Susanna Luebcke me permite preguntar a la nube oscura que es lo que necesita. Quiere llegar a la luz. Entonces le pide a Dios que deje dirigir la nube a su luz. Parte de la nube, sin embargo, está en busca de un camino en la tierra. Así, que le pido a la tierra que reciba el resto de la nube en su seno.

Después de la sesión, la Dra. Luebcke me recordó parte de la sesión durante la cual le había preguntado a Sofía por sus deseos y había recibido dolores en mi pierna a una respuesta. Es como si Sofía de alguna manera está conectada con mi pierna.

Después de pensar en esto, reconocí el patrón. Frecuentemente, Sofía había cedido o en realidad caído. En lugar de ser un apoyo real, frecuentemente obstaculizaba nuestro trabajo. Al mismo tiempo, la apreciaba por sus cualidades, su generosidad y su talento. No podía imaginarme escribir la ópera sin ella. A menudo, no podía reconocer su verdadero talento y su participación en la ópera, Metafóricamente hablando, esto correspondía a la relación con mi pierna. ¿Qué bien es estar paralizado de la pierna? La parálisis era la expresión de mi resistencia contra el abuso que había sufrido en mi niñez. Es una locura que busqué una amiga que realmente refleja mi problema no resuelto con la parálisis.

Cuando era niña pasaba medio año en el hospital a causa de mi parálisis y fui finalmente dada de alta como "curada". Aún así parte de la parálisis había permanecido conmigo desde este día.

Cuatro días han pasado desde mi última sesión de TCE. Tengo tremendos dolores de neuralgia en mi pierna derecha y algunas veces incluso calambres. Al mismo tiempo, puedo sentir que algo muy importante está ocurriendo. Parte de mi pierna derecha está regresando a la vida.

El primer éxito "exterior": al final del mes, podré mudarme a un hermoso, nuevo y luminoso apartamento. ¡Puesto que las cosas han mejorado en el mercado de la vivienda, será incluso más barato! Todo lo que quiero ahora es un trabajo permanente para que pueda establecerme ahora.

Cuarta Sesión

La Dra. Luebcke me dijo que me dejará a mí misma ser guiada por el dolor en la pierna. Mientras estoy acostada, me dirijo a los dolores de mi pierna derecha amorosamente (lo cual no encuentro particularmente fácil de hacer), imágenes emergen a la superficie, vienen del tiempo que pasé con una banda de jazz. Especialmente la imagen de Jacob, el trompetista, sigue apareciendo. Estoy sorprendida porque no había pensado en él en años. En la historia con Jacob había algo para hacer que violaba mis límites. Nuestra relación había terminado abruptamente. Realmente nunca había pensado mucho en él, pero ahora le pregunté: "¿Qué puedo hacer por ti?" Quería mi perdón, luz y amor. Fui capaz de rodearlo con esto.

Las sesiones de TCE son siempre muy exigentes. Debido al trabajo interno tan fuerte que estoy haciendo, me siento exhausta y no particularmente para llevarlo a cabo. Mi pierna todavía me duele, aunque existen períodos largos sin dolor. Después de la última sesión puedo sentir cómo todas mis vértebras se llegaron a realinear. A pesar de que fue un proceso bastante doloroso y sorprendente, pude dormir por el resto de las noches sobre mi espalda por primera vez en muchos años.

Quinta Sesión

Los dolores de mi pierna han desaparecido más o menos. La pierna derecha ya no se siente paralizada en el interior. Esto es como un milagro. Aunque está más débil que la pierna izquierda, ya no se siente como un apéndice que realmente no me pertenece.

Después de la experiencia de la última hora, recuerdo otro episodio en el cual un hombre no ha respetado mis límites. Ya durante el primer "saludo" –"Martín, te doy la bienvenida y te agradezco que hayas venido" – podía sentir opresión en el pecho. Después de decir la frase: "Opresión, te siento" puedo sentir la opresión en una profunda imagen. Me encuentro a mí misma en un túnel. El túnel continua recto sin un final a la vista. Con la ayuda de la Dra. Luebcke le pido por guía y apoyo. Alguien, un ángel, mi ángel guardián o Jesús coloca su mano en mi mano derecha. No soy capaz de reconocer un cuerpo, puedo sentir la ayuda y el apoyo en todo mi cuerpo. Mi cabeza sin embargo no quiere cooperar. No está preparada para emprender el largo camino hacia el túnel. Continuo independientemente. De repente, el túnel se desvia hacia arriba en un ángulo de 90 grados. Toma la forma de una chimenea, y está permaneciendo al pie de la chimenea, en su interior. Apenas soy capaz de reconocer la escalera por la que podría empezar el laborioso ascenso. Finalmente, puedo ver la luz al final del túnel. Paso por paso, subo hacia la luz del día. Tengo miedo de salir al final de la chimenea y que no haya descenso. Para mi sorpresa surge una montaña blanca en lo alto. Desde esta cima de la montaña me encuentro mirando hacia el valle, preguntándome como voy a poder descender hacia la villa a los pies de la montaña.

La Dra. Luebcke me pidió que mirara hacia la primera montaña antes de pensar en el valle y en el descenso. Me dijo que la montaña blanca simbolizaba la inocencia, la virginidad, la pureza y la santidad. Varios líderes de grandes religiones han recibido su mandato en lo alto de una montaña. La montaña blanca es el símbolo de la sabiduría.

Ocurre solo en raras ocasiones que interrumpa a alguien en sus imágenes, pero en este punto sentí una inspiración. Arrastrándose a través del túnel y el surgimiento de la luz es equivalente a llegar a una dimensión diferente, un estado diferente y a un horizonte más lejano.

Me instalo en la montaña donde conocí a mi musa. No puedo decir lo contrario - un ser como un ángel con una voz que nunca había oído antes. Es muy clara y pura y desde el corazón me conmueve hasta las lágrimas. Nunca he escuchado la melodía antes, pero nunca la olvidaré. Es el más hermoso regalo que he recibido.

El camino con las imágenes internas termina con una experiencia especial. Me asiento como un disco hecho de luz. Todo en mí es luz, y un coro de ángeles, canta dentro de mí "Toda la gente, reza al señor".

Sexta Sesión

He estado sufriendo de dolores de estómago por nervios durante días. Parezco estar revolcándome en un estado psicosomático. Aunque me siento mejor emocionalmente, mi cuerpo me duele. Como mucho durante el día y en las noches permanezco en vela. Mi estómago se siente como un océano que está listo para regurgitar todo. Al mismo tiempo, que está presionando contra sus paredes –nada divertido. Duermo poco y me siento enferma.

Con la ayuda de la Dra. Luebcke quiero hacer frente a mi estómago y mi deseo de comer en exceso. Con su apoyo, puedo estar en contacto con mi estómago, al que siento como un saco pesado en mi vientre. Al mismo tiempo se agacha ahí como una especie de embrión, negro y atado con nudos. "Saco en mi vientre, ¿qué puedo hacer por ti?" Un mendigo, quien había preguntado por direcciones el otro día, aparece ante mi ojo interior. Lo había encontrado en el metro, y había sido un encuentro no placentero. Había recibido vibras muy negativas de él; retrocedí y reaccioné confusamente a su solicitud de direcciones. Por coincidencia, me lo encontré otra vez la misma semana. Estaba mendingando en el calle y lo evitaba cuidadosamente.

La Dra. Luebcke me pidió qué necesita el mendigo. Mi respuesta fue: "Está muy necesitado, tiene hambre de amor, es como un pozo sin fondo y totalmente descuidado. El representa el lado descuidado en mi mísma". La Dra. Luebcke me pidió que aceptara amorosamente al mendigo. No pude hacerlo.

Con el apoyo de la Dra. Luebcke, le pido a Cristo por ayuda. En mi percepción, Cristo alivia al mendigo de su dolor. La Dra. Luebcke pregunta que es lo que Cristo me revela. De repente, las lágrimas brotan de mis ojos. La respuesta viene: Cristo toma "mi soledad"; quita la soledad de cada célula de mi cuerpo. La soledad ha sido parte desde mi niñez. Le pido a Cristo que deje fluir la luz, el amor y al espíritu santo dentro de mis células vacías ahora.

Estoy sintiéndome mejor desde la última sesión. Mi hambre, también es menos voraz. Tengo, sin embargo, todavía que ocuparme de cuestiones psicosomáticas. Necesito tiempo para manejar todo esto. Estoy dentro y fuera de la cama con una especie de gripe. Mientras me siento peor y mareada, también siento que lo que ha sucedido durante las semanas pasadas es un milagro.

Desde que Cristo se llevó mi soledad, tres hombres me llamaron. Esto no había ocurrido en años. Aparte de mi trabajo, no tengo ningún contacto con hombres. Aunque no me he enamorado de ninguno de ellos, el mero hecho de que estoy platicando con hombres significa un progreso mayor.

Séptima Sesión

Desde la última sesión he estado preocupada por mis "hermanas mayores". Me llegué a dar cuenta de que siempre había estado eligiendo hermanas mayores como amigas(novias). Sin embargo, mi actual relación con todas mis "hermanas mayores", las verdaderas y las novias, están plagadas por problemas. Ellas siempre saben todo mejor sin mirar a mi persona. No respetan mis límites de dignidad e integridad.

Cuando empezamos la sesión, inmediatamente siento espasmos en los músculos de mi espalda. El dolor recorre mi hombro derecho hacia abajo de mi costilla derecha. Indagar en el dolor me trae la aparición del miedo. La Dra. Luebcke me pide que me pusiera en contacto con ese miedo: "Miedo, te amo." Juntas, otra vez le pedimos a Dios/Cristo/lo Sagrado apoyo y guía. Los colores del arco iris están fluyendo en mis hombros. Algunas veces el color azul está en el centro, luego otra vez el verde, amarillo o rojo. Luego el color llega a estar fragmentado y "el gris" está tratando de llegar arriba de la mano. Gradualmente, el dolor cesa, pero la mano se siente paralizada.

De repente, me encuentro en medio de la historia de mi propio nacimiento. Con mi cuerpo en una posición diagonal, todavía estoy atrapada en el canal de parto de mi madre. Mi mano derecha esta atascada. Es difícil nacer porque estoy entrando a este mundo de frente. Junto con mi cara, la mano derecha está tratando de liberarse a sí misma del canal de parto, hiriendo así a mi madre.

La Dra. Luebcke quiere saber porque quiero entrar al mundo de cara primero. Mi respuesta es que quiero ver y entender. Siento que una parte de mí está todavía atorada en el canal de parto de mi madre porque estoy atormentada por la culpa. Mi madre siempre me hizo saber cuánto la había hecho sufrir ya desde mi nacimiento. Creo que esos sentimientos de culpa han sido un factor importante en mis relaciones con mujeres. Siempre tomo la responsabilidad de las "hermanas mayores". Casi sin excepción, mis novias son mayores en los órdenes de nacimiento individual. Comparto todo lo que tengo con estas hermanas: comparto mi creatividad, mi conocimiento y mis ideas y así sucesivamente. Como regla, ellas me dicen que ya saben todo de ellas mismas. Hacen mis historias y mis problemas suyos, y creen que son los suyos. Mi hermana mayor, por ejemplo, a menudo me roba mi energía de la vida y me da su depresión en su lugar. Le he dado regalos intangibles, y ella me da algunos materiales. Ese ha sido siempre el patrón.

En la sesión con la Dra. Luebcke de pronto mi mano llega a estar libre. Me doy cuenta de que ya no tengo que seguir este patrón de vida. En lugar de hacer eso, a pesar de todo, debo primero completar mi proceso de nacimiento. Mi mano derecha tiene que moverse fuera del canal de parto. Extraigo mi cuerpo completo del canal de nacimiento de mi madre. Después de haberme pelado a mi misma, siento el deseo de dar la vuelta y curar la herida de mi madre. Dejo que la energía de Dios fluya a través de sus manos, y curan su herida. Ahora me estoy parando sobre mis dos pies. Mientras puedo sentir un leve dolor en el hombro, mi lado derecho llega a poderse mover más libremente.

Dos semanas después de esta sesión, la mejor amiga de la Sra. P. tuvo un bebé, y la Sra. P estaba disponible para atender que ella iba a ser la abuela. Dice que asistir el nacimiento la hizo sentirse como si hubiera renacido.

Su depresión ha casi desaparecido, otra vez ha podido componer, y su orquesta tiene ahora un contrato que renuevan por año, así que no tiene ningún problema financiero en un futuro cercano.

Ella y su amiga Sofía acordaron reunirse con un mediador –con las condiciones de Sofía. Mientras que la reconciliación no pudo ser alcanzada en el encuentro, Sofía agregó dejar su conjunto de grupo de jazz, además dio a la Sra. P su bendición para continuar con la ópera y retirarse completamente del proyecto, lo que significa ahora que ha desaparecido de la vida de la Sra. P y ya no representa una influencia que la bloquea. Lo que significa una separación para la Sra. P es al mismo tiempo un evento liberador. La Sra. P confía que podrá completar la ópera ella misma.

Hasta este punto, terminamos la terapia con la Sra. P. está otra vez parándose sobre sus propio pies en tierra sólida.

Un año pasó. Hubo más cambios en la vida de la Sra. P. le habían ofrecido y aceptó una posición permanente al sur de Alemania. Ahora vive en una pequeña y amorosa casa en un pequeño pueblo y persigue su segunda pasión –la jardinería. Ya no hay ningún rastro de soledad o depresión.

Historias de la vida cotidiana

Una vez que llegamos a familiarizarnos con la TCE, podemos aplicarla también en situaciones de la vida cotidiana. Esto no necesita la guía de un acompañante, sino es suficiente, darle completamente nuestra atención a la emoción, el sentimiento o al dolor.

El principio de la TCE nos permite tan seguido de una manera rápida y sorprendente, encontrar humor y alegría de vida en situaciones en donde nunca lo hubiéramos pensado. Aquí un par de ejemplos interesantes.

La ropa de planchado

Frecuentemente pasa, que en la sesión de TCE transformamos un problema y en consecuencia de eso la realidad concreta del cliente cambia. El siguiente ejemplo sorprendente puede resaltar esto:

En nuestro seminario había una participante un poco chula, que le gustaba llamar la atención a sí misma. Acabábamos de presentar las muchas posibilidades de aplicación de la TCE y preguntamos en el cuarto:"¿Hay alguna pregunta?", cuando la participante quería saber: "¿Ayuda la TCE también con la ropa? ¡Me choca planchar!", y así causó unas carcajadas, alegres y fuertes. Le preguntamos si estaba de acuerdo para ahora mismo tener una sesión frente a los otros participantes y aceptó. Después de la introducción le pedimos reportarnos sobre todo en la situación de planchar, en qué cuarto se encuentra, si escucha música, si es mucha ropa y cuanto tiempo se toma para hacer el trabajo. Ella nos contó de su cuarto de planchado y su voz se hizo cada vez más tierna en lo que hablaba. Al final dijo: "Tengo siempre que planchar todas las camisas para mi esposo, él utiliza varias al día. Nunca está en la casa, nunca pasamos tiempo juntos. Paso más tiempo con sus camisas que con él. Nunca me gustó planchar, pero ahora lo odio, y me doy cuenta que también tengo odio hacia mi esposo." "Mi odio, te siento." La sesión siguió bajo gran resistencia y llanto. Al final de la sesión pudo la participante repetir: "Mi esposo, te amo."

En nuestra siguiente sesión nos contó resplandeciendo: "Cuando llegué a casa el martes después de nuestra sesión, estaba mi esposo delante de la lavadora. Él había lavado todas sus camisas y estaba colgándolas. Y así dijo él y no lo van a creer: "Sabes, esto de la planchada de camisas es demasiado para ti. En el camino al trabajo hay una lavandería, ellos lo hacen rápido y a fondo. Mis colegas siempre dejan ahí sus camisas, también puedo hacerlo yo."

Antojos

Sabine reaccionaba al hambre con problemas de la circulación, inquietud y agitación. Recientemente aplica la TCE en ella misma: "Mi hambre, te siento." Instantáneamente se tranquiliza. Sus pensamientos dejan de dar vueltas alrededor "me voy a desmayar", sino se convierten en: "No es tan malo, ya casi vas a recibir algo para comer, nada más es tu hambre, tu circulación todavía lo puede soportar." El hambre se queda, pero el problema de la circulación perdió su drama. Es como si el hambre no tuviera que ser tan ruidosa y clara. Ella le regala suficiente atención por medio de la TCE. Un efecto secundario, por lo cual su esposo esta muy feliz, es que ya no empiezan por hambre una pelea innecesaria.

Mi impaciencia

(Anne) Estoy en el mostrador de la oficina de correos en una larga cola y calculo que por lo menos tendré que esperar treinta minutos, hasta que sea mi turno. "Mi impaciencia, te saludo." Un sentimiento de tristeza aparece en mi, tristeza porque siempre me siento apresurada, como no teniendo tiempo. "Gracias tristeza que te enseñas. ¿Qué puedo hacer por ti?" "Manténte y toma la oportunidad, de disfrutar el tiempo que te es regalado por la espera. Mira, quien está frente y detrás de ti." Observo un par ya no tan jóvenes, como se besa e intercambia gestos tiernos, siempre y repetidamente, ya que ellos tienen mucho tiempo. Empiezo a sonreír, y mi corazón se vuelve más cálido.

El tiempo pasa rápidamente. Digo: "Gracias por el momento de felicidad regalado."

Pequeñas lesiones

Heike aplicaba la TCE en pequeñas heridas, que siempre duelen terriblemente, "donde uno pudiera llorar en ese momento" e inmediatamente uno tiene ira con la persona que aparentemente causo esta situación:

"Tiene la tonta que volver a poner el banco en el pasillo y yo tengo que irme a pegar en el dedo del pie. "Heike aplica la TCE: "Mi dolor, te siento." Inmediatamente seva la tensión, empieza a reírse, dice lo resplandeciente del dolor es suprimido inmediatamente. Lo expresa así: "El dolor ya no me tiene controlada completamente, sino está restringido a un lugar. Llego más rápido a un estado sin dolor. La ira sobre mi torpeza se desvaneció. El sentimiento de culpa también se fue." Así libera la TCE el organismo y la relación con otros.

Dagmar por el teléfono

Mi teléfono sonó (Anne) y mi amiga Dagmar que estaba de viaje de negocios me habló temblando desde la autopista. "No puedo seguir manejando, estoy quebrantada hasta mis cimientos. Mi hijo me llamó y me contó que estuvo con su abuela en la oficina de protección de los infantes, la cual lo va a apoyar para quedarse en Berlín, pese a que sabe que yo me me voy a mudar. Estoy sin habla, como mi mamá me traicionó por la espalda."

Berreaba desconcertada y a mi me vino el pensamiento que inmediatamente le compartí: "Di en voz alta: Hola problema, te saludo, ¿qué puedo hacer por ti?" Las dos tuvimos que reírnos e inmediatamente se relajó. Hablamos un poco sobre su problema, ella reencontró su calma pasada y pudo volver a manejar de regreso a Berlín.

TCE tomando café

Johanna y Silvia se encontraron para tomar café. Silvia empezó a contarle de la disputa con su hermana. Aumentaba su ira y Johanna ya no quería escuchar. Para darle una vuelta a la conversación, le pidió a Silvia, decir la oración: "Mi ira, te siento." Después de su asombro, lo hizo Silvia y se acercó a la ira en su estómago. Su atención se trasladó de la mala hermana a su propio estado mental. Después de que su ira se disminuyó, tuvo que reírse efusivamente. La situación, que antes estaba orientada al problema, se disolvió, el sentimiento base de "problema" fue transformado a un sentimiento orientado en la solución.

El café pudo ser disfrutado cómodamente por las dos.

Para el final

Querido lector,

Gracias por haber estado tan abierto, para tomar este libro y leerlo. Ahora ha conocido nuestro método de la TCE y puede, si quiere empezar inmediatamente, hacer sus primeras experiencias en la vida cotidiana con ella. ¡Por favor créase capaz de hacerlo!

Cada nuevo desarrollo empieza con un paso pequeño. Y cada nuevo reconocimiento cambia un poco en nuestro corazón nuestro pensar, sentir y actuar.

Así puede ser, que este pequeño paso ocurra por sí solo, sin ninguna intención o resolución. Obsérvese en el próximo tiempo detalladamente: probablemente va a evaluar una u otra situación diferente a la de antes.

A lo mejor ya no va a dejar pasar la palabra "no" por los labios sin haberlo pensado antes, o va a acostumbrarse a decir más frecuentemente "gracias".

Puede ser que en su siguiente pequeña herida, como suele ocurrir en la vida cotidiana, reaccione de una forma distinta a la de antes y diga: "Dolor, te siento, te tomo con amor".

A lo mejor tiene visita sorpresa de una buena amiga, que se dirige a usted por una emergencia del corazón. En vez de buscar un consejo buen intencionado, pídale decir: "Confusión, gracias que te enseñas".

Así o parecido nos cuentan las persona sobre sus inicios con la TCE-simplemente ocurren- espontáneos y sin nada espectacular.

Después cuando experimentaron que tan fiable este nuevo acercamiento hacia las emociones es sanador, y que tanto abre nuestro corazón, se juntan con amigos para usar estos métodos de una forma más directa.

Una buena oportunidad, para poder saber como se siente la TCE y que efecto tiene, es, naturalmente, si se acerca a una terapeuta de la TCE con experiencia, y en su compañía puede vivenciar la TCE en usted mismo primero.

En nuestra página web *www.emotionalkoerpertherapie.de* pueden encontrar más informaciones sobre nuestro método. Pueden contactarnos y informarse sobre las posibilidades de formación.

A nosotras nos trajo la terapia tanto crecimiento, salud, alegría de vida y comprensión de la vida, que nos ponemos a su disposición de compartir este proceso de crecimiento con usted.

Desde nuestro corazón,

Susanna Luebcke y Anne Soeller

Contactos

Dr. Susanna Luebcke
Inglés y alemán
Doctora, alergóloga
Charlottenburger Ufer 9
10587 Berlín
Alemania

susanna.luebcke@emotionalkoerpertherapie.de
www.emotionalbodyhealing.com

Anne Soeller
Fisioterapeuta
Maestra de terapia de Bobath
Jagowstr. 20
10555 Berlin
Alemania

anne.soeller@emotionalkoerpertherapie.de
www.emotionalkoerpertherapie.de

photos

Gisela Haase
g.haase@haase.net
www.haase.net

www.ingramcontent.com/pod-product-compliance
Lightning Source LLC
Chambersburg PA
CBHW050413290526
45786CB00003B/1237